Necesidad de Entretenimiento

Coordinadora Editorial: *Alba Flores Reyes*

Editor: *Diego Molina Ruiz*

Copyright © 2017 Diego Molina Ruiz (Editor)

Edita: sapientiaEd diegomolinaruiz@gmail.com

Coordinadora Editorial: Alba Flores Reyes

Diseño de portada: Diego Molina Ruiz

Imagen de portada: María López Zapata

Título de la obra: Necesidad de Entretenimiento

Libro número 13

Serie: Notas sobre las 14 Necesidades de Virginia Henderson

Primera edición: 17/11/2017

N° de páginas: 127

Autora: Cristina Abad Ramos

Autora: Ana María Flores García

All rights reserved / Todos los derechos reservados

ISBN-10: 1979888957
ISBN-13: 978-1979888950

Edición impresa en papel y ebook disponible en:
www.amazon.com y www.amazon.es

TÍTULO DE LA OBRA: NECESIDAD DE ENTRETENIMIENTO

LIBRO NÚMERO 13

SERIE: NOTAS SOBRE LAS 14 NECESIDADES DE VIRGINIA HENDERSON

AUTORAS:
CRISTINA ABAD RAMOS
ANA MARÍA FLORES GARCÍA

EDITOR: *Diego Molina Ruiz*

Libro 13 NECESIDAD DE ENTRETENIMIENTO

PRESENTACIÓN

El arte de cuidar remota desde tiempos inmemorables, con una constante evolución de la evidencia científica, nuevos descubrimientos, técnicas así como mejoras en los procedimientos actuales.

Estamos en un momento en el que la calidad de la salud es más que la propia vida, y el equilibrio entre la mente y cuerpo es aquel que hace que una persona alcance su máximo esplendor y satisfacción en la vida. La Independencia es sinónimo de salud.

El lector puede comprobar gratamente el más actual abordaje hasta el momento de manera concisa y completa de los procedimientos en cada una de las 14 necesidades de Virginia Henderson: respiración, alimentación, eliminación, movimiento, sueño y descanso, arreglo personal, temperatura, higiene, seguridad, comunicación, creencias, crecimiento personal, entretenimiento y aprendizaje. De esta manera ayuda tanto a los estudiantes como a los profesionales a subsanar los errores que podamos estar cometiendo actualmente o a completar carencias actuales que presentemos en nuestros cuidados basados siempre en la mejor evidencia disponible.

La referencia a los cuidados está presente en todo el recorrido de la colección. Hoy en día no sería posible el abordaje del cuidado del paciente como ser biopsicosocial sin reconocer el aporte cada miembro del equipo sanitario. Por ello esta colección aporta el enriquecimiento multidisciplinar y cooperación de las diferentes categorías profesionales sanitarias. En este aspecto, en la colección se contempla una amplia visión de las actuaciones centradas en el paciente y no tanto hacia la técnica.

Nuestra profesión avanza a pasos agigantados y nosotros, como no puede ser de otra manera, con ella.

En palabras de la propia Virginia Henderson "La enfermera es temporalmente la conciencia del inconsciente, el amor de vida para el suicida, la pierna del amputado, los ojos del recientemente ciego, el medio de locomoción para el infante, y una voz para aquéllos demasiado débiles para hablar".

Alba Flores Reyes
Coordinadora Editorial

EDITOR: *Diego Molina Ruiz*

DEDICATORIA

El presente libro en particular y la colección "Notas sobre las 14 Necesidades de Virginia Henderson" a la que pertenece, en general, van dedicados a todas las personas interesadas en alguna de las necesidades que aquí se tratan. Y en particular a las personas que cuidan, sean familiares, profesionales o amigos. Y también a todas las personas interesadas en conocer o practicar todo el saber que su lectura ofrece.

¡Salud y Ánimo!

Diego Molina Ruiz

EDITOR

CONTENIDO

1 Introducción 1

2 Conceptos 5

3 Valoración 29

4 Diagnóstico 45

5 Protocolos 53

6 Beneficios 73

7 Cuidados 77

8 Resumen 83

9 Bibliografía 89

10 Anexos 95

AGRADECIMIENTOS

A todo el elenco de autores que han hecho posible la elaboración del presente libro y en su conjunto toda la colección que forman la serie denominada "Notas sobre las 14 Necesidades de Virginia Henderson". A su coordinadora editorial y a un equipo de profesionales que destacan por su incansable interés por indagar en éstas necesidades y la innovación basada en la evidencia. El conocimiento apoyado por la investigación y la experimentación de prácticas clínicas que conforman la experiencia del trabajo diario. Con la observación y recogida de las anotaciones necesarias para ser plasmadas y compartidas a través los textos incluidos en ésta obra.

1 INTRODUCCIÓN

La mayoría de los modelos enfermeros actuales, como estructuras teóricas, son el resultado del trabajo de enfermeras del ámbito anglosajón fundamentalmente, y responden al fenómeno que se produjo a mediados de los años cincuenta del siglo XX, cuando el Teachers College, de la Universidad de Columbia, ciudad de Nueva York, comenzó a ofrecer programas doctorales y de expertos sobre educación y administración en enfermería, lo que desembocó en la participación de las estudiantes de estos programas en el desarrollo y la comprobación de las teorías. En los modelos teóricos se describen científicamente los fenómenos y hechos que conforman la práctica enfermera, utilizando el método científico y aplicando los distintos tipos de razonamiento influenciados por los supuestos y paradigmas que se adoptan como referentes[1]. Un metaparadigma es el marco conceptual más global de una disciplina, la matriz, el cuerpo de los conceptos compartidos por una comunidad científica. Para que la disciplina enfermera pueda desarrollarse como ciencia y como profesión, es imprescindible la relación entre los conceptos o constructos que forman este gran paradigma. Dichos conceptos, conocidos como fenómenos nucleares o metaparadigmáticos son cuatro: cuidado, persona, entorno y salud. Cuando los cuidados enfermeros tienen como finalidad eliminar la enfermedad de la persona, el rol de la enfermera se caracteriza por actuar por la persona, y los cuidados se organizan por tareas, siendo el centro de los cuidados la propia enfermedad[2]:

- Persona o paciente, el receptor de los cuidados de enfermería, incluye individuo, familias, grupos y comunidades.
- Entorno, las circunstancias internas y externas que afectan al paciente. Incluye las personas del entorno físico, es decir, familiares, amigos y otras personas importantes.

- Salud, el grado de bienestar que experimenta el paciente.
- Cuidado: la propia definición de enfermería, es decir, "las acciones emprendidas por las enfermeras en nombre de o de acuerdo con la persona, y las metas o resultados de las acciones enfermeras. Las acciones enfermeras son vistas como un proceso sistemático de valoración, diagnóstico, planificación, intervención y evaluación".

El trabajo de los teóricos estadounidenses refleja una variedad inmensa de ideas sobre las personas, la salud, los valores y el mundo. Las definiciones de cada especialista teórico sobre estos conceptos varían de acuerdo con la orientación científica y filosófica, la experiencia en enfermería y los efectos de esa experiencia en el punto de vista del teórico[3].

Virginia Henderson pensó en el paciente como una persona que necesita asistencia para recuperar la salud, la independencia o una muerte tranquila. Nos muestra el individuo como un ser total que no puede ser reducido a la suma de sus partes. Aunque no evidencia una definición concreta de necesidad, esta es una constante en las 14 necesidades señaladas por la autora, reconoce a Ida Orlando como una de las influencias en su concepto de relación enfermera paciente y recurre a Maslow para el contexto de las necesidades humanas. De igual modo, no ofreció una definición propia de salud, en sus trabajos la compara con la independencia, todas las personas tienen determinadas capacidades y recursos, reales y potenciales que utilizan para lograr la independencia y satisfacción de sus necesidades, a fin de mantener en estado óptimo la propia salud[4].

Cada individuo es una totalidad compleja, (un ser bio-psico-social) requiere satisfacer necesidades fundamentales. La jerarquía de necesidades de Abraham Maslow ubica las necesidades biológicas en un primer plano y afirma que el individuo debe satisfacer en primer término éstas, para poder acceder a las demás áreas. "Cuando una necesidad no se satisface el individuo no está completo, en su integridad, ni es independiente". El término independiente, bajo la mirada de Henderson, significa que el individuo tiene los conocimientos, la fuerza y la voluntad que son necesarios, para ejecutar las acciones que se precisan para conservar o recuperar la salud[5].

De las necesidades planteadas por Henderson, siete están relacionadas con la fisiología (respiración, alimentación, eliminación, movimiento, sueño y reposo, ropa apropiada, temperatura). Dos con la seguridad (higiene corporal y peligros ambientales). Dos con el afecto y la pertenencia (comunicación y creencias). Tres con la autorealización (trabajar, jugar y aprender)[6].

En este escrito nos centramos en la necesidad de recreo y ocio, aunque hay muchas maneras de definir el ocio y la recreación, nosotros hemos elegido las siguientes. Se considera que la recreación es un tipo de actividad humana asociada con el tiempo libre, no obligada. Por tanto, es la antítesis de actividad obligatoria, como el trabajo y las actividades de cuidado y mantenimiento personal. Aunque la recreación puede adoptar muchas formas, se estructura en función de las normas sociales y culturales y es, a la vez, reflejo de ellas. Como casi siempre se da durante el tiempo libre, es un término que muchas veces se identifica con el término ocio. La recreación es una forma de conducta humana que tiene el potencial de producir experiencias de ocio. El ocio es un constructo que se ha definido de esta manera, se entiende que el ocio es tiempo libre durante el que elegimos, de forma discrecional, respecto a la ocupación de ese tiempo. La esencia de lo que constituye el ocio es lo que la persona siente respecto a la actividad y no la actividad misma[7].

Las actividades recreativas o el juego, a diferencia del trabajo, se emprenden simplemente como entretenimiento, aunque a veces el juego puede producir alguna utilidad. Es posible que esta diferenciación parezca artificial a la persona que disfruta con su trabajo. Con demasiada frecuencia la enfermedad priva a su víctima de ocasiones de variar de ambiente y de disfrutar de esparcimiento, descanso o recreo. Esta privación suele ser inevitable y muchas veces se debe a que las personas sanas que rodean al enfermo no logran crear un ambiente que le distraiga. El paciente puede estar aprisionado, por descuido e innecesariamente, en una habitación; y además, tiene a menudo que vestir ropa que se asocia al sueño o la inactividad, y se ve privado de todo lo que podría proporcionarle satisfacción. La enfermera puede preguntarse qué horas del día se deben dedicar al recreo del enfermo, qué distracciones le interesan y de qué medios de recreo se dispone en aquella coyuntura[8].

El presente trabajo tiene como objetivo orientar al personal de enfermería y a los estudiantes de esta disciplina, en la valoración y diagnóstico de esta necesidad, así como en la formalización de intervenciones enfermeras para alcanzar los objetivos que ayuden a mejorar la salud del paciente respecto del diagnóstico establecido en principio. Planteamos al mismo tiempo una serie de protocolos de actuación que se pueden llevar a cabo dependiendo del sexo, edad, inteligencia, experiencia y gustos del enfermo; de su estado o de la gravedad de su padecimiento y, de los medios disponibles para que pueda disfrutar.

Cada vez somos más conscientes, que gozar de buena salud no es solo biológico, sino algo que afecta a la persona como un todo. Atender, cuidar o realizar una intervención a una persona es hacerlo en todas sus dimensiones física, intelectual, emocional, y social. Estar sano mentalmente no es solo la ausencia de patologías psíquicas, sino también, sano en cuanto a ideas, teorías y las propias concepciones que tenemos de nosotros mismos. Una persona tendrá salud relacional cuando es independiente y a la vez dependiente, encontrándose en esta relación un equilibrio perfecto. Otro punto a destacar, es la salud emocional, el manejo de las emociones como responsable de los sentimientos, encontrando las habilidades necesarias para reconocerlas, ponerles nombre, aceptándolas y haciendo un buen uso de ellas. El ocio, hoy en día, es un bien muy preciado, una necesidad humana que constituye un requisito indispensable para conseguir calidad de vida. Cabe decir, que es un derecho fundamental para la persona, del que nadie debe ser privado, ni por razones de salud o enfermedad. El tiempo libre es el momento que debemos disponer para realizar actividades elegidas autónomamente y convertirlas en vivencias, leer un libro, practicar algún deporte o simplemente ir de compras[9].

2 CONCEPTOS

ENTRETENIMIENTO

El concepto de entretenimiento se define como el conjunto de actividades que permite a las personas hombres y mujeres utilizar el tiempo libre de que disponen una vez terminada la jornada laboral y obligaciones, para divertirse y evadirse de sus preocupaciones de manera temporal. Se considera entretenimiento, todas las actividades que se relacionan con el ocio y el divertimento de una o un conjunto de personas. Se trata de entretenerse o entretener a otro fijando la atención a través de juegos y diversión.

El término es de origen latino. Comenzó a utilizarse en Europa a finales del siglo XV, con posterioridad este concepto dio lugar a otro "desviar la atención" asociándose a la idea de placer y ocio. Ya en 1622 el filósofo Francés Blaise Pascal realizó un estudio sobre el entretenimiento, que fue publicado en 1670 en sus "Pensamientos" en el que expresaba la necesidad de que el hombre se distraiga. Por tanto debemos relacionar este concepto de entretenimiento con otros de la misma familia como Ocio, Tiempo libre.

OCIO

El ocio es el tiempo que las personas utilizan para descansar y relajarse o aprovechar en realizar actividades que no son laborales ni familiares y que les produce un grado de satisfacción, divierte o entretienen.

La palabra "ocio" deriva del latín "Otium" que significa reposo descanso. Los sinónimos de ocio son entretenimiento, recreo, diversión. Y su adjetivo Ocioso se utiliza para designar a la persona que está sin hacer nada o sin trabajo, es decir exento de obligaciones.

Debemos diferenciar el concepto de ocio del Tiempo libre, ya que este sería el tiempo no dedicado a la jornada laboral pero sí dedicado a actividades obligatorias como las tareas domésticas, cuidado de hijos, en cambio el ocio son actividades satisfactorias para el individuo.

Según Ana Goytia Prat los efectos positivos del ocio son conocidos desde la antigüedad, tanto griegos como egipcios y árabes consideran que el descanso la contemplación y el deporte proporcionan beneficios sobre la salud y ayudan a recobrarla. La relación existente entre ocio y beneficio ha evolucionado considerablemente hasta nuestros días donde se valora más que nunca los beneficios que se obtienen a través del ocio[10].

Existe una llamada "cultura del Ocio" y que se remonta a las sociedades industriales y nace debido a la gradual disminución de la jornada de trabajo de la clase trabajadora puesto que, la burguesía ya disponía de tiempo de ocio que ocupaban en actividades de divertimento.

A lo largo de la historia y dependiendo de cada sociedad el ocio y entretenimiento han ido evolucionando según las necesidades personales, los intereses y las preferencias de cada sociedad y de cada momento histórico. Probablemente lo que en estas sociedades puede considerarse entretenimiento hoy día no lo seria debido a la multitud de opciones que existe en nuestra sociedad actual como son las comunicaciones y las nuevas tecnologías.

Hoy día se ha creado toda una actividad económica en torno al ocio que se refleja en una gran variedad de deportes, parques temáticos y atracciones y una industria cada vez más prolífera de videojuegos, cine y música que forman parte de nuestro día a día y se ha ido infiltrando en nuestras vidas como parte de ella.

El entretenimiento concretamente se desarrollaba más en el ámbito doméstico, más tarde en espacios públicos destinados a ello como los teatros y cines.

Actualmente estos espacios pasan a un segundo plano compitiendo con nuevos espacios públicos dedicados a nuevas tecnologías, show en vivo (un recital de música) o actividades deportivas.

Tiempo libre

Se considera tiempo libre al período que dedica la persona a realizar actividades recreativas que no se incluyen en la jornada laboral. Estas son actividades de carácter voluntario que nacen de la motivación de la persona para realizarlas y que produce una satisfacción personal. El concepto de tiempo libre y entretenimiento están relacionados entre sí y se entiende como el disfrute o diversión que le produce a la persona la realización de una actividad concreta, que elige por propia voluntad y que produce un crecimiento personal no solo a nivel físico sino también emocional y social, ya que mejora la salud, crea hábitos de vida saludable, aumenta la autoestima y facilita la interacción con otras personas.

La participación voluntaria está relacionada con el deseo, buscar placer y divertirse y la posibilidad de acceso a dichas actividades dependerá a su vez del lugar o situación donde nos encontremos. Estas actividades serán de un modo u otro si se trata del ámbito doméstico y en solitario o acompañado o bien si se trata de espacios públicos abiertos. El individuo debe conciliar el tiempo de trabajo con el tiempo de ocio para liberarse del estrés producido por su jornada laboral y sus obligaciones particulares.

La sociedad actual gira en torno a la búsqueda continua de tiempo libre mediante la reducción de la jornada laboral, las jornadas escolares intensiva o las pre jubilaciones con el fin de incrementar el tiempo libre y dedicarlo a actividades que nos permita seguir formándonos como personas. Todas las personas necesitan realizar actividades que favorezca su desarrollo personal psicológico y social. Aquí es donde se considera el ocio y el entretenimiento como una necesidad. El ritmo de vida actual produce estrés y ansiedad en la mayoría de los casos se traduce en enfermedades crónicas debido a hábitos poco saludables como comidas rápidas, horarios y jornadas interminables. Toda esta actividad se interrumpe ante una enfermedad ya sea temporal o crónica. Las actividades de recreación del adulto debe ser encaminadas a desarrollar capacidades que no son conocidas por el propia individuo o para emplear algunas que no son usadas por este habitualmente esto produce satisfacción a través de la autorrealización[11].

Los niños en cambio deben realizar actividades lúdicas, al aire libre para proporcionar un desarrollo integral (físico, social, y mental); en ambos casos estas actividades serán más recreativas si el individuo las domina ya que produce un mayor grado de satisfacción.

Toda persona debe disfrutar con la adquisición de nuevos hábitos que les permita disfrutar y tener recursos para cuando se encuentren en situación ociosa puedan realizarlas y disfrutar con ellas independientemente de las circunstancias que les rodee. El ocio como entretenimiento debe incitar y estimular el aprendizaje de habilidades nuevas y desconocidas, proporcionando conocimientos y estimulando nuevas capacidades que también debe compatibilizarse con diversión y creatividad. Utilizando el tiempo libre en una ocupación concreta elegida libremente se consigue satisfacción y placer para el individuo.

El entretenimiento en si tiene un carácter preventivo, las instituciones deben incluir en sus programas actividades de entretenimiento y poner en valor los beneficios que proporciona pues previene muchos de los males que aquejan nuestra sociedad como son ansiedad, la depresión, el aislamiento, alcoholismo, drogadicción y que afecta a todas las clases sociales y a todos los diferentes grupos de edad.

Desde este punto de vista, el ocio se conforma como una actitud, un comportamiento, algo que tiene lugar durante el tiempo libre y que no importa tanto que se haga si no el cómo se haga. El ocio, independientemente de la actividad concreta de que se trate, es una forma de utilizar el tiempo libre mediante una ocupación libremente elegida y realizada cuyo mismo desarrollo resulta satisfactorio o placentero para el individuo.

En la sociedad actual predominantemente urbana, disfrutar de tiempo libre está directamente relacionado con la calidad de vida[12].

2.1. Factores que influyen y favorecen el entretenimiento.

Recrearse es una actividad que es imprescindible incluir en algún momento del día. Resulta fundamental divertirse y ocuparse en algo agradable para poder obtener un descanso físico y psicológico y mantener así el equilibrio bio-psico-socio-espiritual. Este momento debe existir diariamente y después de cada ciclo estipulado de trabajo. Desde hace milenios el ser humano ha sido consciente de la necesidad de ocupar una parte de su tiempo con actividades recreativas para liberarse de la tensión engendrada por su trabajo diario. Las diferentes maneras de recrearse han cambiado con la evolución de las sociedades. Existen múltiples factores que hacen modificable este entretenimiento[13].

2.1.1 Factores coyunturales.

Las actividades lúdicas con pacientes hospitalizados son de gran interés ya que se debe de tener en cuenta los diferentes cuadros clínicos que poseen, es decir, desde usuarios con enfermedades terminales o en estado grave con diferentes tratamientos hasta leves. Por otra parte es necesario prestar atención a los valores culturales, personales y carácter, cada individuo tiene un estilo de afrontamiento diferente ante su enfermedad o estancia en un hospital. Por lo tanto antes de iniciar cualquier actividad es necesario realizar una evaluación del paciente y adaptarla según su estado de ánimo, movilidad y gravedad.

Es importante ofrecer a los usuarios hospitalizados atención humana, puede ayudarle a crear un ambiente cómodo y seguro. También debe ser utilizada como recurso para mejorar las condiciones de la hospitalización, los profesionales de la salud deben mostrar apoyo y fuerza al paciente en esos momentos, ya que podría minimizar el negativismo del día a día en la unidad hospitalaria[14].

El papel del entretenimiento en los hospitales tiene muchas ventajas, a nivel emocional, estilo de afrontamiento ante la enfermedad, físico y social. Las actividades recreativas aparecen en ese contexto como complemento del tratamiento con el objeto de que los enfermos puedan expresar sus sentimientos y sus eventos privados, mal estar. Los pacientes consiguen disminuir los efectos negativos que conlleva el ingreso hospitalario, relacionarse mejor con sus familiares, con los demás enfermos y equipo multidisciplinar de la salud. Con esta práctica se pretende romper la rutina de la hospitalización.

Los niños a través del juego o de actividades entrenan y desarrollan sus capacidades emocionales, cognitivas y creativas. Con el juego consiguen nuevas relaciones o reforzar los lazos afectivos con los familiares o con los demás pacientes. Se convierte en un laboratorio de comunicación social y en un escenario físico, emocional, social, psicológico y a veces reencuentros culturales[15].

La creciente y tecnificación de la medicina resulta ser insuficiente, actualmente se ha comprobado que a veces la humanización mejora la vertiente anímica de la persona y por tanto hace que el paciente menor de edad se encuentre en calidad de usuario de servicios hospitalarios[16].

La mayoría de los casos experimentan un importante impacto psicológico que se manifiestan a través de conductas comportamentales (la agresividad, respuestas de evitación, conducta oposicionista, falta de adhesión al tratamiento médico, dificultad para concentrarse, trastorno del sueño o del apetito), emocionales (miedos, ansiedad, apatía) o cognitivas (dificultad para concentrarse).

El menor atraviesa por una serie de fases complejas que abarcan desde su ingreso, la duración de su estancia en la institución sanitaria, hasta el alta hospitalaria, es por ello que especialmente en menores se presten una atención específica para contrarrestar los efectos negativos y que la duración de la misma sea lo más llevadera posible.

Al igual que ocurren estos problemas en niños aparecen tanto en adultos como en ancianos, pero la diferencia se basa en que los niños son más vulnerables ante este tipo de situaciones debido a la edad, cuanto menor sea el niño más complejo le resultará entender y superar el suceso traumático, el desarrollo evolutivo, la actitud, los valores personales y familiares, acontecimientos estresantes relacionados con la hospitalización, duración y preparación ante la enfermedad.

La personalidad de cada menor influirá ante la reacción de la enfermedad y se distinguen tres tipos de afrontamientos:
- Dependientes, niños que se refugian en la familia, vulnerables y solicitantes de una atención permanente. Los padres suelen comportase de forma sobreprotectora.
- Retraídos, se muestran distantes y aislados.
- Desafiantes, muestran conductas agresivas hacia la enfermedad.

Ante todo esto, es habitual que la población infantil reaccione de tales maneras hacia la enfermedad ya que no poseen las habilidades adecuadas para afrontarla. Por lo tanto es necesario que los profesionales de la salud le cedan las herramientas adecuadas para que puedan sobrellevarla de la mejor forma posible y así pueda reducir el impacto y las consecuencias de la situación traumática que la enfermedad ocasiona[17].

2.1.1.1 Movilidad.

Hoy día la mayoría de los hospitales cuentan con espacios destinados a este fin, al completo desarrollo del niño durante su estancia en el hospital, son las llamadas Ludotecas. Desde la aprobación en el 20 de Noviembre de 1959 de la declaración de los derechos del niño que en su principio 7 se refiere a la educación, ya la UNESCO en 1960 aprobó y difundió internacionalmente el proyecto de las ludotecas como unos espacios de esparcimiento que favorecen el ejercicio físico y la psicomotricidad del niño y del juego como animación lúdica.

Todas funcionan por un mismo y único objetivo la educación infantil utilizando una de las herramientas más eficaces para este fin, el juego como herramienta pedagógica y como vía de inserción en su mundo, siendo así el juego y los espacios lúdicos un derecho propio en numerosas instituciones públicas como los hospitales.

Estos espacios permiten establecer nuevas relaciones de confianza durante el tiempo de ingreso hospitalario lo que conlleva salir fuera de la habitación, relacionarse con sus iguales, salir de su aislamiento en algunos casos, ya que el niño es a pesar de estar enfermo sigue siendo activo y necesita interactuar mediante el juego. Se puede considerar además como un instrumento de motivación un espacio para la creatividad, la diversión y el sano esparcimiento se trata de la recuperación de la salud del niño sin dejar de relacionarse mediante el juego. Las ludotecas cumplen una función básica educativa, sociocultural y comunitaria.

Las actividades lúdicas producen beneficios en el desarrollo psicomotor la tonicidad, la postura así como en el desarrollo psicológico del niño y el del lenguaje, pues al interactuar con otros niños mediante el juego adquieren destrezas y habilidades que favorecen el correcto desarrollo intelectual.

El juego favorece además las diferentes etapas del desarrollo del niño hasta su madurez adquiriendo seguridad en sí mismo autonomía y deseos de superación.

El ambiente de las ludotecas se debe percibir como estimulante y a la vez proporcionar seguridad, ya que es un lugar adaptado a sus necesidades y su edad. El niño debe encontrarse en un lugar relajado donde poder desconectar durante un tiempo de las angustias y preocupaciones de los adultos y de su enfermedad. Estos espacios deben propiciar experiencias prácticas y de interacción entre niños y los mayores afianzar lazos de unión.

En resumen, jugar debe ser una actividad cotidiana para los niños y es obligación de las instituciones disponer de recursos donde se pueda ejercer este derecho[18].

2.1.1.2 Acceso a los Recuerdos.

Definimos accesibilidad como el grado en que toda persona es capaz de utilizar un objeto, visitar un lugar o acceder a un servicio que se presta, independientemente de sus capacidades técnicas y físicas.

La accesibilidad es pues, una condición necesaria para favorecer la participación de todas las personas independientemente de sus limitaciones funcionales. Para promover la accesibilidad se debe eliminar barreras y obstáculos del entorno consiguiendo que las personas que vean disminuidas sus capacidades funcionales puedan realizar las mismas acciones que otra que no las tenga ejemplo de ello conocemos el lenguaje Braille, las sillas de ruedas, lenguaje de signos, señales acústicas. La accesibilidad se considera un derecho según la "Convención de Derechos Humanos de las Personas con Discapacidad", que implica la real posibilidad que tiene una persona de ingresar, transitar y permanecer en un lugar, de manera segura confortable y autónoma. Esto supone por derecho la eliminación de barreras físicas y morales de la sociedad y del entorno.

En el espacio hospitalario y servicios de atención a la salud es un objetivo primordial. Esto junto con la coordinación de los recursos y la integridad se considera un principio básico en la atención a la discapacidad[19]. Los recursos de que dispone el espacio hospitalario en materia de entretenimiento, que es el tema que nos ocupa, son muy limitados ya que los presupuestos y los programas destinados a este fin son escasos y no existen muchos estudios que profundicen en los beneficios que reportan a la mejora de la salud. En cuanto a ellos conoceremos cuales son los más comunes, como es su accesibilidad y si se encuentran al alcance de todos. Conocer cuáles son los recursos de que dispone el centro hospitalario es necesario para fomentar su uso y la participación en ellos. La información es fundamental en todos los campos pero en este caso es imprescindible para su utilización. Uno de los recursos de que disponen la mayoría de los hospitales es la biblioteca. El término más adecuado para referirse a ella es biblioteca para pacientes ya que debemos diferenciarla de las bibliotecas especializadas que existen también en los hospitales y que están enfocadas a los profesionales. La biblioteca para pacientes no son muy conocidas por los profesionales ni su uso, ni su funcionamiento y son estos los que deberían promocionar y facilitar su uso y acceso a ellas. Es sabido que estar ingresado supone un trauma importante para el enfermo pues corta de raíz su ritmo de vida, se aleja de la realidad y según algunas investigaciones en un 35% sufren ansiedad. Es aquí donde la biblioteca para pacientes juega un papel importante pues lo distrae, hace olvidar su estado de inactividad, mejora su estado de ánimo y con ello su percepción de la enfermedad. "Alcanzar el bienestar y la recuperación de los pacientes mediante la adquisición, organización, mantenimiento y disposición de material de biblioteca y servicio, como una forma de diversión, terapia y cultura dependiendo de la necesidad de cada paciente" [20].

Esta definición nos lleva a un término conocido como Bibliotecaria consiste en utilizar la lectura de forma individual o en grupo como terapia que incide de manera positiva en la mejora de los problemas de salud. Se debe conocer el perfil del usuario de este recurso, sus gustos, su nivel cultural para fomentar su uso. El ingreso hospitalario puede ser un momento idóneo para adquirir hábitos de lectura y despertar inquietudes que a veces por el ritmo de vida o por falta de tiempo están siendo olvidadas. Los hospitales de larga estancia como los de traumatología o unidades oncológicas y psiquiátricas deben disponer de unos servicios bibliotecarios más amplios y diversos que otras unidades de corta estancia.

Actualmente existen en España un total de 66 bibliotecas hospitalarias la mayor parte de ellas se crearon entre 1988 y 1990 la mayoría de ellas en centros hospitalarios públicos. Los usuarios de estas bibliotecas equivalen en número al mismo de una biblioteca pública externa.

Las bibliotecas de estos centros hospitalarios están destinadas en su mayoría a la población infanto-juvenil con ingresos de larga duración para los cuales la mayoría de las veces es su primera toma de contacto con la biblioteca.

En cuanto a su accesibilidad y teniendo en cuenta la eliminación de barreras arquitectónicas como premisa, estas bibliotecas suelen estar instaladas en un lugar tranquilo y céntrico del hospital con fácil acceso, bien señalizado para todos los pacientes debe permitir el acceso en silla de ruedas. Cuando el usuario no pueda acceder a ella por encontrarse encamado la biblioteca contara con un servicio de atención de la demanda en las habitaciones donde el lector recibe un catálogo con novedades y la petición donde se realiza el préstamo. Sería interesante llevar a cabo estudios que demuestren los beneficios que reporta la biblioteca en la salud con el fin de destinar fondos o presupuestos para su mantenimiento y modernización[21].

2.1.1.3 El Voluntariado.

Si hemos llegado a la conclusión de que la atención sanitaria no debe enfocarse solo en la atención de la enfermedad sino en una atención integral de todos los aspectos del paciente que confluyan en su bienestar, estaremos hablando de una visión más humana del enfermo. Hoy día los hospitales no disponen de recursos suficientes para cubrir todas estas necesidades multidisciplinares imprescindibles. Es aquí donde sería necesaria la aportación que el voluntariado hace a los centros hospitalarios. El voluntariado tiene como objetivo atender necesidades que no realizan los profesionales de la salud y que son necesarias para alcanzar el estado de bienestar que el paciente necesita y que lograría la calidad asistencial que se persigue en estos centros. El reconocimiento por ley de la figura del voluntariado es reciente (17/01/1996).

La tarea que realiza el voluntariado hospitalario es en su mayor parte de acompañamiento del enfermo escucharlo y distraerlo, es decir tareas de entretenimiento en su mayor parte. La segunda tarea más importante que realiza el voluntario es la de información y orientación. En un artículo realizado recientemente donde se analiza la percepción del paciente y sus acompañantes en un servicio de radioterapia, respecto de un programa de humanización realizado por voluntarios, se observa que a los pacientes de estos servicios, la espera en la sala, suele ir acompañada de angustia, aburrimiento en caso se ir solos y en algunos casos de ansiedad.

Los programas de voluntariado ofrecen acompañamiento y apoyo en esta situación, y logran, además de minimizar los efectos, humanizar el contexto hospitalario y por tanto mejorar la calidad del servicio de radioterapia oncológica. La satisfacción de los usuarios de este servicio es muy elevada en gran medida debido a la figura del voluntario que son altamente valorados por ellos y sus familiares. Estos familiares también valoran la capacidad de escucha y la información recibida por parte del voluntario[22].

Los servicios que presta la unidad de voluntariado en el tratamiento de las enfermedades oncológicas y unidades de cuidados paliativos son cada vez más numerosos y necesarios ya que logran resultados cada vez más significativos. El voluntario es una figura que se hace cada vez más necesaria y que esta demanda dará como resultado una mejora en los servicios de voluntariado tanto en la selección de estos como la mejora de los servicios que presta. Todos los estudios que se conocen están relacionados con los servicios de cuidados paliativos, pero los voluntarios también trabajan en otros entornos como en programas de prevención, apoyo durante tratamientos, cuidado y apoyo durante el seguimiento. La motivación que lleva a una persona ser voluntario es en su mayoría altruista, por responsabilidad y por motivos de ocio, aunque es la motivación altruista la que pesa más a la hora de valorar la permanencia en la unidad de voluntariado. El perfil del voluntario es el de una persona que puntúa más alto en amabilidad y responsabilidad comparado con el resto[23].

2.1.1.4 Las Aulas Hospitalarias.

A partir de la Carta Europea de los Niños Hospitalizados de 1986 se reconoce el derecho del niño a recibir formación escolar el tiempo que se encuentra ingresado en un centro hospitalario.

En la Declaración de los derechos del niño en su principio 4 recoge:

"El niño debe beneficiarse de la Seguridad Social. Debe poder crecer y desarrollarse de una manera sana, a ese fin debe serle asegurado una ayuda y una protección igual que su madre, especialmente unos cuidados prenatales adecuados. El niño tiene derecho a una alimentación, un techo, ocio y a unos cuidados adecuados".

De los veintitrés derechos que recoge la carta Europea cinco de ellos van dirigidos a los niños ingresados en hospitales, concretamente el número 18:

Derecho a proseguir su formación escolar durante su permanencia en el hospital y a beneficiarse de las enseñanzas de los maestros y el material didáctico que pongan a su disposición en particular en el caso de una hospitalización prolongada. Para una información más amplia[24] (véase *Anexo 1*).

Más tarde la ONU imprime carácter de obligatoriedad a la creación y permanencia de las aulas hospitalarias.

En este contexto el primer hospital infantil que se crea en España para niños y niñas se hace por iniciativa de la orden religiosa de San Juan de

Dios en Barcelona en 1867. Este hospital concebía la salud de los niños de manera integral por lo que la educación tenía un lugar relevante junto con la atención médica que recibían. En la actualidad las Aulas Hospitalarias existen en la mayoría de los Hospitales reguladas por las normas de cada autonomía. Tienen como objetivo continuar la formación escolar y continuar con el proceso educativo de los niños, favoreciendo el desarrollo integral del niño con el fin de evitar la marginación social y escolar, para evitar las deficiencias que produce estar enfermo por un tiempo prolongado. De todos es sabido que el niño hospitalizado se encuentra repentinamente en un ambiente que no conoce fuera de su ámbito y que provoca con frecuencia temores en él, por su corta edad y por que no asimila que esta situación es transitoria.

Por todo esto la actual pedagogía hospitalaria atiende necesidades de todo tipo, social, psicológica, impartiendo programas para disminuir el estrés y relajar al niño así como para facilitar la integración escolar. Olga Lisazoain define la pedagogía hospitalaria como "La rama de la pedagogía que se encarga de la educación del niño hospitalizado de manera que no se retrase en su desarrollo personal, ni en su aprendizaje, a la vez que procura atender a las necesidades psicológicas y sociales generadas como consecuencia de la hospitalización y de la concreta enfermedad que padece. Se ofrece como una pedagogía vitalizada de la vida y para la vida, que constituye una constante comunicación de experiencias entre la vida del educado y la vida del educador, y aprovecha cualquier situación, por dolorosa que pueda parecer, para enriquecer a quien padece, mudando su sufrimiento en aprendizaje"[25].

Como referencia tenemos que, la población infantil que se atiende en el aula hospitalaria situada en el pabellón materno-infantil del Hospital de Son Dureta de Palma de Mallorca es muy variada ya que existen niños y niñas con enfermedades diversas y traumáticas que afectan de diferente forma a los alumnos. Estas enfermedades pueden ser de corta estancia pero también de larga duración. El nivel sociocultural es muy diverso y las necesidades educativas también puesto que se trata de una población en edad de educación obligatoria (primaria y secundaria).

Se tiene en cuenta como factor condicionante que la participación en la formación es más o menos activa dependiendo del tipo de enfermedad y las limitaciones que les produce esta. Este tipo de educación se produce además mediante una interacción entre el niño, la familia, personal docente tanto del centro hospitalario y centro docente habitual, y personal sanitario. Los principales objetivos de estas aulas son por un lado la continuación del proceso educativo del niño hospitalizado evitando un retraso escolar con respecto de sus iguales debido al largo periodo de ingreso, y por otro evitar el aislamiento que produce el ingreso ayudando a interactuar con otros niños que sufren las mismas consecuencias.

Estas aulas también disponen de talleres y actividades que desarrollan la creatividad del niño manteniéndolo ocupado y entretenido, consiguiendo así un desarrollo de la autoestima que se ve mermada en estas circunstancias por la enfermedad que padecen.

Estos espacios educativos crean un ambiente de relajación que ayuda a superar la angustia que provoca el ingreso y además promover la normalización tan necesaria en estos momentos.

Sentir que se llevan a cabo las mismas tareas, con un horario de atención en el aula, unos profesionales con un mismo objetivo hace que la situación sea más normalizada y al menos parecida a la dinámica de lo que era su mundo habitual. Los niños que se ven imposibilitados y deben permanecer en cama o en su habitación dispondrán de maestros que se desplazan a su habitación para la revisión de sus trabajos y encomendar nuevas tareas. Las experiencias vividas en este aula demuestran que los niños se sienten más alegres, más entretenidos, divertidos y pasen los días de una forma más agradable. Añade calidad a los servicios que presta el propio hospital y repercute en los beneficios que reciben los menores en su propia salud[26].

2.1.2 Factores psicológicos.

El tiempo de estancia hospitalaria se considera y se percibe como una interrupción de nuestro ritmo de vida cotidiano debido a una enfermedad de corta o larga duración, aguda o crónica. En función de esto y cara a las propuestas de entretenimiento en el centro hospitalario, debemos tener en cuenta varios factores.

No es lo mismo proponer o realizar una actividad física o lúdica concreta si dicha propuesta va dirigida a un niño de corta edad, preescolar, a un adolescente, a un señor de mediana edad o a un anciano, ya que la movilidad varía considerablemente en estos grupos de edad.

Según la OMS la actividad física diaria es fundamental en la infancia y la adolescencia pues ayuda a un desarrollo saludable y recomienda que los niños de 5 a 17 años deberían acumular un mínimo de 60 minutos diarios de actividad física moderada o vigorosa, 60 minutos de actividad física reporta benéficos adecuados para mantener una habito de vida saludable. Esta actividad debería ser en gran parte aeróbica destinada principalmente al fortalecimiento de músculos y huesos.

En una encuesta realizada en un centro escolar de Educación secundaria de Girona a niños y niñas de 13 a 17 años demuestran:

    a) Que los varones realizan una actividad física más intensa y durante más tiempo que las mujeres.

    b) Que la actividad física resulta más atractiva a los varones que a las mujeres.

Basándonos en este estudio concluimos que debemos aprovechar todo el tiempo de estancia hospitalaria para educar y concienciar a este grupo de edad, que es de vital importancia el ejercicio físico ya que aumenta la posibilidad de ser adultos saludables además de poner a su disposición todos los recursos de que disponga el hospital para la práctica de dicha actividad[27].

Actualmente los adolescentes son poco consultados en el servicio de salud teniendo en cuenta que no ingresan en unidades especializadas y adecuadas a su edad sino que lo hacen en unidades de adultos a partir de los 15 años. Ofrecen como sugerencia de mejora durante su estancia hospitalaria, la relativa a los servicios de ocio en una gran mayoría. Con insistencia en la mejora de servicios como Internet y televisión gratuita. En la habitación, que no favorece la movilidad, pero sí que ayudan a la educación y concienciación de la práctica de la actividad física, como hemos referido anteriormente, además podemos favorecer el entretenimiento y el ocio de aquellos que se ven impedidos temporalmente de realizar ningún tipo de actividad física.

En una investigación llevada a cabo a adolescentes con enfermedades crónicas que aceptaron participar y completaron un cuestionario para la mejora de la hospitalización, estos valoraban la importancia que tenía para ellos disponer de más espacio abiertos para poder realizar algunas actividades.

El cuestionario incluía tres preguntas abiertas donde podían expresar sugerencias o iniciativas para estar mejor durante su estancia en el hospital. La mayoría de ellas estaban relacionadas con los servicios no médicos del hospital, es decir ropa comida y servicios de ocio y ocupación del tiempo libre en el hospital, Internet, televisión gratuita en las habitaciones, así como poder participar en actividades de entretenimiento. Sugieren además contar con espacios destinados al esparcimiento y al ocio, como salas de juego, salas de música. Fuera de sus habitaciones donde puedan pasar el tiempo libre que tengan que estar en el hospital.

Aquellos jóvenes que son atendidos por servicios específicos para adolescentes manifiestan una mayor satisfacción tanto en los cuidados como en la sensibilización hacia estas necesidades de entretenimiento que los ingresados en unidades pediátricas y de adultos.

En España los pacientes que sobrepasan la edad pediátrica son ingresados en unidades de adultos y que la ocupación del tiempo en el hospital con actividades adecuadas a la edad solo se ha desarrollado en el ámbito de la hospitalización pediátrica y muy escasamente desarrollada para la edad adolescente o adulta. Ofrecer la oportunidad de realizar actividades adaptadas a las edad y condiciones físicas y de salud del paciente, supone atender sus necesidades psicológicas y sociales aprovechando el tiempo de estancia como mejora de la salud en todas sus dimensiones.

Si la propuesta de actividad va dirigida a un menor en edad preescolar contamos con que la enfermedad infantil provoca una diferencia notable en el niño con respecto a otro niño no enfermo, en la mayoría de los casos supone una separación de su entorno tanto familiar como escolar así como un disminución de sus relaciones sociales y con sus iguales, esta situación requiere una atención especial que dependerá no solo de la enfermedad sino de todas las variables físicas, psicológicas y sociales[28].

2.1.2.1 Mayores.

La actividad lúdica dirigida a las personas adultas o tercera edad tiene escasa presencia en las instituciones hospitalarias así como también los estudios sobre proyectos de animación, de hecho solo existen dedicadas a este fin la TV en las habitaciones que se gestionan de manera privada, son costosas y por tanto no está al alcance de todos. Tampoco facilitan la movilidad pero si contribuye al entretenimiento con lo que se convierte en el único modo de diversión durante la estancia, además de las nuevas tecnologías como wifi ordenadores que aunque no están presentes en todos los hospitales aún, si se trabaja en esta dirección para contar con este recurso como forma de diversión y entretenimiento.

Si tenemos en cuenta el factor movilidad tenemos que abordar el tema en función de los grados de dependencia del paciente. Hoy día el instrumento más utilizado para medir el grado de dependencia es la escala de Barthel, se trata de asignar a un paciente una puntuación en función de su grado de dependencia para realizar una serie de actividades básicas. El índice de Barthel es pues una medida genérica que valora el nivel de independencia del paciente en la realización de algunas actividades de la vida diaria. El valor que se asigna a cada actividad dependen del tiempo empleado para realizarlas y de la necesidad de ayuda para llevarlas a cabo.

Son diez las consideradas actividades de la vida diaria (AVD): comer, levantarse cama – sillón, aseo personal, uso del baño bañarse /ducharse, desplazarse (el poder andar o en silla de ruedas) bajar o subir escaleras, vestirse/desvestirse, control de orina y heces. Esta valoración está basada en la observación y la consulta a cuidadores o familiares próximos sobre la actividad y la ocupación diaria[29].

Teniendo esto en cuenta sabremos las posibilidades y limitaciones de la persona a la hora de proponer una actividad. Recientes estudios llegan a la conclusión de que:

- Cuanto mayor es la edad del paciente menor es el interés por realizar alguna actividad de entretenimiento o diversión que ofrece la institución hospitalaria y mayor aislamiento del paciente ya que le interesa menos la televisión, casi no utilizan Internet ni móviles etc. En cambio gustan más de las relaciones interpersonales, charlar y pasear sobre todo.
- Una gran mayoría considera que sería beneficioso una mayor oferta de actividades de animación no solo a nivel pediátrico sino dirigida a todas las edades como son la proyección de películas en salas fuera de su habitación. En menor proporción sugieren la creación

de grupos de humor.
- En el mismo porcentaje incluso más altos se encuentran los familiares y acompañantes cuando son consultado e incluso el personal sanitario, que consideran que se mejoraría el estado de ánimo y se reduciría el estrés a que están sometidos los pacientes durante su periodo de hospitalización.

Ejemplo de ello es la Unidad de Animación del Complejo Universitario de Albacete, Esta Unidad funciona como una más dentro del complejo cuenta con un animador sociocultural que lleva a cabo actividades de animación tanto para niños como para adultos sobre todo adultos oncológicos y acompañantes. Para esta grupo de adultos y mayores ofrece servicios de biblioteca (préstamos de libros prensa revistas comics) y juegos de mesa, videoteca sala de ordenadores, exposiciones y talleres.

La ocupación del tiempo ya se utilizaba como medio terapéutico en la antigüedad. Hoy día es un gran olvidado en las instituciones hospitalarias aunque se ha demostrado que es beneficioso para la salud. Los datos avalan la necesidad de ofertar animación hospitalaria a pacientes adultos. Se debe prestar una atención sanitaria integral que atienda la salud en todas sus dimensiones, Asistencia Sanitaria Hospitalaria, Humanización Hospitalaria, Y Animación Hospitalaria. Estos tres conceptos se complementan mutuamente y funcionan de forma efectiva pero la realidad es que no se tienen en cuenta a la hora de elaborar programas para su desarrollo.

Como conclusión, se deduce que es necesario un mayor número de investigaciones y más proyectos de animación en hospitales ya que la manera de hacer la animación hospitalaria necesaria e imprescindible es fundamentándola con estudios. Además se necesita destinar más recursos materiales y humanos a la atención de la necesidad de ocio, interacción y participación del adulto hospitalizado[30].

2.1.2.2 Gustos y Preferencias en Materia de Entretenimiento.

El desarrollo evolutivo de las personas pasa por diferentes ciclos cada uno con unas características físicas, psicológicas y cognitivas diferentes, y a la vez específicas de cada uno de ellos, que nos permite realizar unas actividades u otras.

Al igual que varía la complexión física en los diferentes ciclos vitales, varían también las formas de pensar, la actitud, la motivación a la hora de realizar cualquiera de estas actividades, e incluso los gustos y preferencias ya que en función de esto, de los factores socioeconómicos y del contexto histórico-cultural, una persona independientemente de su edad y de su ciclo evolutivo se sentirá mejor integrada y reconocida socialmente a la hora de llevar a cabo su propio proyecto de vida.

Si nos centramos en las preferencias de las personas a la hora de elegir que hacer en su tiempo libre como entretenimiento, observamos que en general la mayoría tiene gustos parecidos y ocupan su tiempo en actividades similares de libre elección.

Los medios de comunicación son hoy día el centro donde gira casi todas las actividades de ocio, estos influyen considerablemente en la vida social y en la formación de los modos de pensar de jóvenes y adultos, pues estos se sienten identificados con sus personajes favoritos. Muchos de los patrones de comportamiento están influidos y directamente relacionaos con los medios de comunicación. La televisión como medio de comunicación más accesible, ya que está presente en todos los hogares y lugares que frecuentamos, entretiene distrae y sobre todo enseña .Los problemas cotidianos se ven reflejados en ella y esta a su vez influye la mayoría de las veces de manera positiva en el desarrollo e identidad de las personas y otras veces de manera negativa adoptando comportamientos inadecuados, se observa que:

- Tanto los hombres como las mujeres buscan en la televisión entretenimiento.
- Ambos sexos gustan de personajes cómicos.
- Existen diferencias significativas por franja de edad, donde lo que ven los adolescentes suele ser muy igual a lo que ven jóvenes y adultos.
- Los chicos ven menos la televisión que las chicas y que ellas son más conscientes de los efectos negativos de las representaciones televisivas.
- Las chicas buscan personajes más afines a su personalidad y los chicos personajes más violentos.
- Los programas de humor son vistos en igual proporción por ambos sexos.
- Ellas ven más programas románticos de humor y entretenimiento, ellos, más deportes y aquellos programas que representan más agresividad y violencia. Ven más series y aprenden más sobre relaciones interpersonales.

Todos en general hombres y mujeres, adolescentes jóvenes y adultos buscan en la televisión ver reflejada sus inquietudes y se identifican con personajes de su mismo sexo siendo valorados los rasgos de personalidad inteligencia sentido del humor incluso se intenta imitar al personaje. Los más jóvenes buscan además programas de evasión y series de ciencia ficción. En los mayores y adultos no existen diferencia de género, en estas edades prefieren los programas lúdicos, informativos de actualidad e investigación.

Si tenemos en cuenta las conclusiones anteriores y aplicándolas al tema que nos ocupa, Entretenimiento en Hospitales, conviene resaltar que los centros hospitalarios disponen de televisiones de pago en todas las habitaciones y que no siempre se encuentran al alcance de todos económicamente y que siendo como es un medio de comunicación que llega a todos los sectores de la población independientemente del sexo y la edad, se podrían elaborar programas televisivos gratuitos de información sobre la salud, hábitos de vida saludable, deportes y actividades físicas, programas de relajación, cocina sana y alimentos saludables y un sin fin de opciones que ayuden al paciente ingresado a tener un mejor conocimiento de todos los temas relacionados con la salud, así como medio informativo para conocer todos los servicios e instalaciones que posee el centro[31].

Otro de los entretenimientos que nos ofrece la mayoría de los hospitales es la oferta bibliográfica, es decir la biblioteca ,que como ya hemos visto en apartados anteriores se considera uno de los recursos idóneos para llenar el tiempo libre de hospitalización .En este apartado trataremos las preferencias bibliográficas según el sexo y la edad de la población en general para así extrapolarlo a los gustos y preferencias literarias de los pacientes ingresados, así conseguiremos un mejor aprovechamiento del recurso y una mejora en la oferta , que se adapte a los nuevos tiempos y a los gustos cambiantes de la sociedad.

Según un estudio los jóvenes estudiantes de Andalucía leen un día a la semana y esta lectura no son de libros académicos sino de ocio y entretenimiento y que leen entre 15 y 60 minutos diarios. Que las mujeres dedican más tiempo a leer que los hombres y que son las superventas la novela histórica y la literatura española moderna es lo que más leen y en ese orden.

La diferencia de sexo es menor cuando se analiza el grupo de adultos. Estos leen más libros profesionales y un promedio de dos horas diarias con independencia del sexo.

Este colectivo al igual que la población en general leen más los que tienen entre 40 y 60 años. Las mujeres prefieren para su entretenimiento y ocio libros más desenfadados e informales, revistas de hogar, decoración, salud, belleza (lecturas más superficiales), en cambio los hombres prefieren revistas de economía informática, una vez más la diferencia de sexo evidencia gustos y preferencias distintos.

Por edad los que menos leen son los jóvenes .En cuanto a la prensa más de la mitad de la población lee prensa al menos una vez a la semana con preferencia de la prensa local y gratuita[32].

Una gran parte de la población lee y tiene inquietudes por la lectura. Estar ingresados puede constituir un momento idóneo para fomentar la lectura y despertar la motivación necesaria para leer como forma de entretenimiento para evadir problemas y relajar tensiones que provoca el hecho de estar ingresados. Una biblioteca cercana dinámica que atienda a estos pacientes favorezca y facilite la lectura será la clave para llenar el espacio de tiempo libre de que disponemos como pacientes en el hospital.

La práctica deportiva es otra forma de entretenimiento que favorece la salud y hace que el paciente ingresado se encuentre más activo. La mayor parte de estos pacientes ya practican un deporte o realizan alguna actividad física en su vida cotidiana, cosa que se ve interrumpida por su tiempo de ingreso en el hospital.

Si observamos los gustos y preferencias en relación con la práctica deportiva y teniendo en cuenta las diferencias de género respecto de estos gustos, veremos que la población en general posee estereotipos de género en lo concerniente a la actividad física. Que las niñas rechazan el esfuerzo que conlleva cierta intensidad o resistencia, en cambio los niños aceptan mejor este tipo de retos, y que la práctica deportiva es más asociada al varón que a las chicas. Las chicas aceptan mejor la participación en deportes de chicos cosa que al contrario no sucede. A la hora de emprender una actividad de este tipo debemos tener en cuenta la motivación y sobre todo la diversión ya que los dos conceptos aportan satisfacción personal. Las mujeres son más sedentarias, buscan más beneficios a largo plazo, esto hace que el abandono de la actividad sea mayor. En cambio ellos reciben satisfacción personal y refuerzo inmediato por tanto mantienen más tiempo la práctica del ejercicio físico.

Existen tres niveles de actividad física: deporte y ejercicio físico cotidiano, deporte escolar y deporte de competición.

En este caso nos centraremos en el ejercicio físico cotidiano. La actividad deportiva del hombre se ha estabilizado en los últimos tiempos mientras que las mujeres han experimentado un gran avance. También ha aumentado entre jóvenes y adultos con edades comprendidas entre 25 y 44 años así como entre los mayores de 65.

Según algunos autores las razones, en ambos sexos, a la hora de elegir un deporte, fundamentalmente son para estar físicamente bien, entretenerse y mejorar habilidades, mientras que algunos demuestran que es para hacer ejercicio físico, divertirse, pasar tiempo con amigos y mejorar la salud.

Entre los jóvenes Universitarios mayoritariamente chicas los motivos están relacionados con temas de mejora de la salud, liberar la energía acumulada y la imagen personal, en cambio los varones lo hacen para mejorar las relaciones sociales, el gusto de superarse a sí mismos y competir.

Todo esto significa que la actividad física que practícalas mujeres adolescentes, jóvenes y mayores son actividades de tipo individual y relacionado con la estética y el mantenimiento físico: aerobic, natación. Las experiencias positivas adquiridas en esta edad son las que determinaran la práctica en edades más avanzadas.

El ingreso hospitalario no debe constituir una interrupción de la actividad, a no ser que sea imposible ejercerla por prescripción médica, por eso las instituciones debería estar dotadas de unos espacios libres que mantuvieran dicha actividad tan beneficiosa para la salud. Una vez más hacemos referencia a la atención integral del sujeto paciente en toda su dimensión.

Los servicios de Rehabilitación, presentes en todos los hospitales disponen de material suficiente para uso del paciente, del que este podría hacer uso, en horario no terapéutico. Acordando unas normas y horarios dictados por el centro para uso y aprovechamiento de toda persona ingresada, incentivando y motivando tanto al que ya practica una actividad como al que despierta esta faceta aun no conocida[33].

2.1.2.3 Habilidades Sociales y Personales.

Se puede definir a las habilidades sociales como el conjunto de hábitos, conductas, pensamientos y emociones que nos facilita la interacción con los demás y la comunicación a la vez que nos permite sentirnos bien, conseguir nuestros objetivos de forma eficaz. La conducta socialmente habilidosa es el conjunto de conductas emitidas por un individuo en un contexto interpersonal que expresa los sentimientos, actitudes, deseos, opiniones o derechos de ese individuo de un modo adecuado a la situación, respetando conductas de los demás y que generalmente resuelve problemas inmediatos de la situación mientras minimiza la probabilidad de futuros problemas[34].

El aprendizaje a nivel individual y grupal de habilidades sociales mejora nuestras relaciones interpersonales aumentando nuestra calidad de vida y nuestro bienestar. Aquellas personas con pocas habilidades sociales son propensas a sufrir estrés, ansiedad, o depresión y malestar. Hace que nos sintamos rechazados, infravalorados, con la consiguiente baja autoestima, que esto provoca, además de emociones negativas, frustración o ira. Las habilidades varían en función del contexto, de los objetivos que queremos alcanzar en cada momento, así como también, varían en función de con que personas nos relacionemos. Las habilidades sociales son de tres tipos: La conducta observable: mirada, gestos, comunicación verbal.

Las cogniciones o creencias, es decir la forma de percibir la realidad, lo que pensamos en cada momento de los hechos que se producen a nuestro alrededor. Los componentes emocionales entendiendo estos como la capacidad de comprender y regular las emociones. Los conceptos asociados a las habilidades sociales son la asertividad, que trata de la expresión de nuestros sentimientos u opiniones personales de forma adecuada sin herir y ante todo respetando los de los demás. Las personas asertivas se conocen y aceptan así mismas tal como son, persiguen sus objetivos y se mantienen fieles a sí mismas. En cualquier circunstancia mantiene una actitud activa y de esfuerzo ante los objetivos propuestos.

Estas características inherente a la persona y llevado a nuestro contexto, "Paciente Hospitalizado" será un paciente que no solo necesite el centro hospitalario para su recuperar su salud y superar su enfermedad sino que buscara en él un lugar donde crecer como persona, descubrir nuevas posibilidades, aumentar sus relaciones interpersonales, crear nuevos hábitos de vida saludable y aprender nuevas habilidades.

Libro 13 NECESIDAD DE ENTRETENIMIENTO

Una persona asertiva acepta sus limitaciones al tiempo que lucha por realizar sus objetivos y aumentar sus posibilidades. Los pacientes que buscan comunicarse con otras personas, a todos los niveles, médicos personal sanitario, compañeros de habitación otros pacientes y familiares en general, de manera abierta, franca y directa, es una persona asertiva a todos los niveles. Estas personas fomentan las emocione positivas personales y las de los demás. Mejoran su estado de salud y la percepción que tienen sobre esta y la enfermedad[35].

Existen múltiples factores que inciden negativamente a la hora de desarrollar habilidades tanto personales como grupales. Una de ellos son las creencias irracionales, que son formas de percibir la realidad y la forma en que evaluamos los sucesos que nos acontecen, lo que pensamos de nosotros mismos y de los demás. Muchas de estas creencias se adquieren en la infancia y van cambiando a lo largo de la vida. Aprender a adquirir habilidades para mejorar esto, está en nuestras manos. Algunas creencias son beneficiosas porque nos ayudad a conseguir nuestros objetivos y otras son perjudiciales, porque al percibir la realidad de manera distorsionada, nos impiden alcanzarlos.

La exigencia de la propia persona es otro factor que influye en la adquisición de habilidades "tengo que", "debo", "es necesario que" son expresiones de la persona exigente que por su rigidez y cuando no se cumple, les lleva a la ansiedad y culpabilidad. Convertir los hechos y actividades sencillos en una necesidad tan necesaria que nos llega a alterar y provocar ansiedad. Las exigencias nos llevan a tener expectativas poco realista.

Hoy día cada vez se hace más necesario aprender nuevas habilidades. Existen numerosas formas de hacerlo una de ellas es a través de las nuevas tecnologías e informática. Según numerosos autores se debería estudiar a conciencia como ayudan los videojuegos y las nuevas tecnologías como internet en el aprendizaje de ciertas habilidades. Estas transforman a menudo los contextos donde vivimos y muchos espacios uno de ellos el del entretenimiento y el ocio. Las nuevas tecnologías, los videojuegos están potenciando habilidades sociales y personales constituyen una forma fácil de acceder a la cultura informática. Y al manejo de esta tan necesaria en nuestros días potenciar la utilización de los juegos como una actividad natural y como un medio para el aprendizaje. Los videojuegos han copado el ámbito del ocio y el entretenimiento poniendo a prueba las competencias, la autoestima de las personas y el propio autoconcepto. Con ello no se pierde la esencia del juego como herramienta educativa para desarrollar destrezas, aprender habilidades y estrategias.

Este tipo de actividad se ha comprobado que sirve de ayuda a personas con dificultades de aprendizaje y de baja concentración. También se ha demostrado que sirve de una ayuda en los tratamientos y mejora de los problemas terapéuticos, físicos y fisiológicos, pero sobre todo en el entrenamiento de habilidades y destrezas, aporta experiencias vividas como realidad que nos sirve para la resolución de problemas, además de ejercer una importante motivación en las personas[36].

2.2 Clasificación según los Postulados de Virginia Henderson.

Virginia Henderson nació en 1897 autora e investigadora, participo en múltiples asociaciones comités, para esta teórica de la enfermería, el papel de la enfermera es poder ayudar a la persona a recuperar o mantener su independencia ("hacer con"), desarrollando con ella la Fuerza, Voluntad o Conocimientos necesarios para lograrla, o supliéndola en aquello que no pueda realizar por sí misma ("hacer por"). La fuente de dificultad o área de dependencia es el impedimento mayor en la satisfacción de una o varias necesidades. Aspectos que limitan el desarrollo de potencial. Se define como la falta de fuerza, conocimientos o voluntad de la persona para satisfacer sus necesidades básicas. La fuerza física alude al tono muscular, capacidad psicomotriz y psicomotora (poder hacer). Hay falta de fuerza física cuando la persona carece de la capacidad psicomotriz o de la fuerza y el tono muscular necesarios para realizar las actividades requeridas. La fuerza psíquica se refiere a la capacidad sensoperceptiva, intelectual, cognitiva y afectiva (por qué y para qué hacer). Habrá falta de fuerza psíquica cuando la persona ignora los beneficios de las acciones que debe llevar a cabo, no las relaciona con su situación de salud, no es capaz de tomar una decisión o la que toma no es la adecuada. En ambos casos, para considerar que la falta de fuerza es el área de dependencia, es imprescindible que la persona posea un potencial capaz de ser desarrollado mediante la intervención enfermera. La voluntad es la intencionalidad en la recuperación, mantenimiento o aumento de la independencia (querer hacer). Existe falta de voluntad cuando la persona ha tomado una decisión y desea ponerla en práctica, pero no persiste en las conductas con suficiente intensidad o durante el tiempo necesario. Los conocimientos reseñan el grado de percepción de la situación de salud y de recursos internos y externos disponibles (saber qué hacer y cómo hacerlo). Existe falta de conocimientos cuando la persona, teniendo la capacidad para percibir, procesar y recordar la información, carece de los conocimientos necesarios para manejar sus cuidados de salud o ignora cómo utilizarlos[37].

Esta teoría define cuales son las necesidades básicas del paciente e identifica catorce necesidades en las que se basa la asistencia sanitaria. Todas ellas abarcan tanto necesidades físicas como psíquicas y de la vida social de la persona o paciente.

Basándonos en estas necesidades la enfermera define cuales son los cuidados que se ha de prestar a la persona enferma o sana. Entendemos que los cuidados se prestan a enfermos para mejorar su salud o sanos para evitar que enferme, a través de la promoción y prevención de la salud, actuando sobre las causas que provocan la enfermedad.

La actuación enfermera se inicia ante la falta de fuerza, conocimiento o voluntad a la hora de satisfacer estas necesidades, lo que da lugar a estados de dependencia y falta de autonomía.

Virginia Henderson considera a la enfermera como miembro integral de un equipo de personas que atiende a individuos, sus familias y la propia comunidad. La enfermera sigue los dictámenes médicos, pero es a su vez autónoma en sus decisiones actuando de manera independiente[38].

Es importante reseñar en este proceso la relación enfermera – paciente como esencial para lograr los objetivos y propósitos de salud. El enfermo entra en relación con la enfermera en el momento que se encuentra en una situación problemática ya sea biológica, sicológica, moral o social.

Lo social adquiere en la actualidad gran importancia pues los problemas sociales influyen en las condiciones de vida y la calidad de vida y esto afecta directamente a la salud.

La relación enfermera – persona sana o enferma es un vínculo que se establece en el momento en que la enfermera, que administra los cuidados, escucha, comprende y empatizar con la persona y sus familiares, atiende sus problemas de salud y de dependencia proporcionándole tranquilidad y poniendo a su disposición todos los recursos de la institución hospitalaria y de todos los profesionales que sean necesarios, para una mejor solución de sus problemas.

No es una relación a cambio de algo sino una relación altruista, humana, más relacionado con lo emocional. Se trata de la solución de un problema de manera conjunta[39].

2.2.1 *Fuerza.*

Según la Real Academia Española entre muchas acepciones de la palabra fuerza no encontramos con la definición de "capacidad de una persona para superar obstáculos o dificultades o para cumplir con sus obligaciones" (RAE). Este término nos indica el apetito o voluntad de la persona para realizar cualquier actividad, ya sea de carácter lúdico o físico. El estado de ánimo afecta en sí en la toma de decisiones del paciente, por lo tanto un estado de ánimo bajo puede conllevar la evitación de actividades y pensamientos negativos.

La atención a la calidad de vida de las personas posee numerosos factores indefinidos, es decir cada individuo pasan por circunstancias diferentes y sus factores de vulnerabilidad varían en función sobre su historia de aprendizaje. Algunos estudios postulan una asociación positiva y fuerte entre depresión, ansiedad y estrés. Por otra parte, también se plantea que existe la convicción de que los factores psicológicos son importantes en la predisposición o el desencadenamiento, progresión o exacerbación de las enfermedades".

La calidad de vida se ha transformado en un indicador de evolución del estado de salud del individuo, de tal manera que resulta fundamental atender el estado de ánimo de las personas con el objeto de prolongar la vida, aliviar los síntomas y de mantener el funcionamiento vital[40].

2.2.2 Conocimiento.

Otros de los aspecto a tener en cuenta antes de preparar una actividad para los pacientes ingresados es el nivel de conciencia, tanto como del propio sujeto que pueda sentirse presente en el mundo y en la realidad y como de la actividad en sí.

Es necesario explicarle bien a cada paciente hospitalizado los diferentes recursos que disponen el complejo hospitalario y su uso, como las bibliotecas, el acceso a Internet, las diferentes actividades dirigidas para menores y adultos u otras.

Por otra parte sería muy conveniente comunicarles los beneficios que proporcionan la realización de las mismas, ya que junto al tratamiento médico se complementan y mejoran la evolución del enfermo, es decir, mejora las relaciones sociales como las de los enfermos, familiares y del equipo multidisciplinar del hospital, también favorece el estado de ánimo, puede provocar el cambio en la visión que tenía antes respecto a la enfermedad disminuyendo la negatividad vivida día tras día. Las reacciones causadas por las actividades lúdicas practicados con los enfermos, como la relajación, la risa, el alivio del sufrimiento proporciona una experiencia positiva para las personas hospitalizadas[14].

2.2.3 Voluntad.

Otra de las claves en la satisfacción de la necesidad, es la dificultad o falta de voluntad con la que nos encontramos en la consecución de la tarea. La propuesta de Virginia Henderson considera al individuo como un todo. La persona evoluciona y modifica su comportamiento según su interacción con el medio. La voluntad es un atributo del espíritu, el conocimiento como tal está más relacionado con las capacidades intelectuales del individuo y la fuerza estaría directamente relacionada con la fuerza de voluntad. La persona según el contexto donde se encuentre, desarrolla unas capacidades, recursos y habilidades, tanto potenciales como reales, para lograr la satisfacción de sus necesidades y su propia independencia que influirá de una u otra manera en la mejora y conservación de su salud.

La falta de conocimiento o voluntad, se produce la mayoría de las veces por una disminución de las capacidades del individuo debido a unas limitaciones, enfermedad temporal o transitoria que afecta a la autonomía personal provocando una dependencia que abra que valorar[4].

Otro concepto a tener en cuenta la flexibilidad psicológica, es decir la habilidad de la persona para adaptarse al medio. Concepto basado en los valores personales (aceptación sicológica). La persona al adoptar una postura de aceptación, se acepta tal como es con sus limitaciones propias, los sucesos y los problemas se convierten en oportunidades para el desarrollo de nuevos conocimientos y crecimiento personal.

La dificultad aparece cuando los hechos o las capacidades personales impiden realizar de forma correcta sus tareas cotidianas. Las terapias de aceptación serian la primera herramienta a utilizar hoy día, en una sociedad donde es necesaria nuevas prácticas y estrategias a la hora de recibir un tratamiento, que disminuya además el malestar psicológico de manera eficiente. Todo personal sanitario en el ejercicio de su profesión, debe considerar como responsabilidad propia velar por la salud de la persona[41].

Si el paciente ingresado, previa valoración enfermera cuenta con la voluntad, la fuerza y el conocimiento para realizar ciertas actividades tanto personales y de autocuidado, como otras que ofrece la institución hospitalaria, estaremos ante un paciente con aptitudes y habilidades para preservar y conservar su salud de manera óptima y mejorar su calidad de vida, que es el fin que se persigue.

EDITOR: *Diego Molina Ruiz*

3 VALORACIÓN

La enfermería necesita poder utilizar un método de trabajo ordenado y sistemático en la resolución de los problemas de la salud que son de su competencia. La piedra angular de este proceso es la valoración, la selección ordenada de información útil permite identificar de manera correcta de los problemas de la persona y sus causas, para poder realizar una planificación acertada en el abordaje de su resolución y elección de las intervenciones enfermeras más efectivas. Y aunque la valoración es personalizada, es necesario aplicar unos ítems concretos (criterios de valoración) validados que permitan la comparación de los datos registrados y su utilización en tareas de investigación. Debido a esto, la valoración debe ser continua y realizarse en todas y cada una de las fases de proceso enfermero, valorando, diagnosticando, planificando, interviniendo y evaluando, dependiendo de cada una de las situaciones en las que se encuentre el paciente. El objetivo principal de la valoración enfermera es poder conocer en un momento determinado la situación de la salud real y sentida por la persona y su respuesta ante la situación.

Es todo un proceso planificado, sistemático, continuo y deliberado de recogida, selección e interpretación de datos sobre el estado de salud de la persona. Esto quiere decir que la valoración enfermera es:

- Un "proceso". Constituye la primera fase del proceso enfermero.
- "Planificada". Está pensada, no es improvisada.
- "Sistemática". Requiere un método para su realización.
- "Continua". Comienza cuando la persona entra en contacto con el sistema de cuidados enfermeros y continúa durante todo el tiempo que necesita de ellos.
- "Deliberada". Precisa de una actitud reflexiva, consciente y con un

objetivo por parte de la persona que la realiza.

Será imprescindible siempre la presencia de una valoración funcional previa que permita ejecutar la intervención con las máximas garantías de calidad y efectividad sobre la salud del usuario, evitando la posible aparición de situaciones no deseadas, ajustándose a las normas de la buena práctica profesional enfermera y evitando las posibles repercusiones legales y sanitarias que pudieran derivarse de la intervención enfermera. Como parte de un proceso, constituye la primera fase dentro del establecimiento de un plan de cuidados. No sólo constituye la primera fase, también es necesaria en la última fase del mismo. En la evaluación del proceso debemos realizar una nueva valoración funcional que posibilite conocer la repercusión del plan de cuidados en las modificaciones aparecidas.

El proceso de la valoración funcional enfermera requiere la realización de dos fases perfectamente delimitadas e íntimamente relacionadas, la fase de selección y registro de las variables de salud de la persona a través de criterios de valoración específicos, y la fase de análisis de la información y formulación de un juicio profesional. Para una información más amplia (véase *Anexo 2*)[42].

Desde el punto de vista funcional, existen 2 tipos de valoración:

- Valoración inicial: es la base del plan de cuidados. Se realiza en la primera consulta (primer contacto con la persona). Permite recoger datos generales sobre los problemas de salud del paciente y ver qué factores influyen sobre éstos. Facilita la ejecución de aquellas intervenciones.
- Valoración continua, posterior o focalizada. Se realiza de forma progresiva durante toda la atención. Es la realizada específicamente sobre el estado de un problema real o potencial. Tiene como objetivo:

    ☐ Recoger datos a medida que se producen los cambios, observando el progreso o retroceso de los problemas.
    ☐ Realizar revisiones y actuaciones del plan.
    ☐ Obtener nuevos datos y detectar nuevos problemas de salud.

Según el objetivo al que vaya dirigido, la valoración se puede clasificar en:
- Valoración general, encaminada a conocer y detectar situaciones que necesiten la puesta en marcha de planes de cuidados.
- Valoración focalizada, en la que la enfermera centrará su valoración en conocer aspectos específicos del problema o situación detectado

o sugerido por la persona.

Aunque algunos criterios de valoración pueden coincidir en ambos tipos de valoraciones, existirán otros más específicos de situaciones concretas que no se recogerán en las valoraciones generales.

Las fases de la valoración enfermera son:
- Recogida de datos.
- Validación / verificación de los datos.
- Organización de los datos.
- Registro y comunicación de los datos.

3.1 Caract´rtisticas de Normalidad.

Según Henderson, necesidad básica: es "todo aquello que es esencial al ser humano para mantener su vida o asegurar su bienestar", siendo entendida como un requisito y no como una carencia. Todos los seres humanos tienen las mismas necesidades comunes de satisfacer, independiente de la situación en que se encuentre cada uno de ellos, puede variar el modo de satisfacerlas por cuestiones culturales, modos de vida, motivaciones, etc. Considera así catorce necesidades:

1. Respirar normalmente.
2. Comer y beber adecuadamente.
3. Eliminar desechos del organismo.
4. Movimiento y mantenimiento de postura adecuada.
5. Dormir y descansar.
6. Usar ropas adecuadas, vestirse y desvestirse.
7. Mantener la temperatura corporal dentro de los límites normales.
8. Mantener la higiene corporal y la integridad de la piel.
9. Evitar los peligros del entorno.
10. Comunicarse con los demás expresando emociones.
11. Vivir de acuerdo con sus propias creencias y valores.
12. Trabajar de forma que permita sentirse realizado.
13. Participar en actividades recreativas.
14. Aprender, descubrir y satisfacer la curiosidad que conduce a un desarrollo normal de la salud.

Normalmente estas necesidades están satisfechas por la persona cuando ésta tiene el conocimiento, la fuerza y la voluntad para cubrirlas (persona independiente).

La determinación concreta de los criterios de valoración enfermeros es una tarea difícil y comprometida. Se ha considerado necesario disponer de una clasificación en la que poder encasillar los criterios de valoración determinados. Se estableció una clasificación para ordenar los criterios de valoración en la que se tuvieron en cuenta distintos aspectos, entre los que se pueden destacar: la ordenación establecida en los distintos sistemas o modelos de valoración y la conveniencia de establecer una clasificación general única para todos los elementos del resto de fases metodológicas, y no sólo para la valoración. Esto último permitiría poner las bases de un proyecto global de creación de una gran base de conocimientos enfermera (Proyecto CENES).

Esta clasificación está realizada en tres niveles de concreción de los contenidos. Aborda un primer nivel, es el más general, en el que cada uno de sus componentes se denominan *Bloques generales* de valoración enfermera y delimitan parcelas amplias de la persona y su interacción con el medio. Existe un segundo nivel donde se concretan los contenidos dentro de cada nivel general y en el que cada uno de sus componentes se denomina *Grupos de valoraciones asociados*. El tercer nivel lo componen los *Criterios de valoración* concretos que se clasifican dentro de cada Grupo de valoraciones asociadas, y que también están delimitados con su propia definición.

I. Funcionamiento básico de la salud

Mecanismos físicos, psíquicos y sociales que mantienen en equilibrio las estructuras básicas para la salud.

1. El Crecimiento y desarrollo. Mecanismos que controlan el funcionamiento de los sistemas que permiten el crecimiento y madurez adecuados del organismo, así como el desarrollo corporal, psíquico y social adecuado a cada grupo de edad.

2. Respiración. Mecanismos que intervienen en el funcionamiento del sistema respiratorio, correcto intercambio gaseoso, permeabilidad de vías respiratorias, así como todas las medidas externas que ayudan o dificultad el funcionamiento del mismo.

3. Nutrición, hidratación y alimentación. Mecanismos y procesos que intervienen en la provisión de alimentos y líquidos, su ingestión, deglución, digestión e integración de los nutrientes para el aprovechamiento energético tisular.

4. Lactancia. Factores implicados en el amamantamiento y la interacción entre madre e hijo durante ese periodo del desarrollo de ambos.

5. Eliminación intestinal. Mecanismos físicos, psíquicos y sociales que intervienen y se derivan del funcionamiento de la eliminación intestinal, así como todas las medidas externas que dificultan o favorecen su correcto funcionamiento.

6. Eliminación urinaria. Mecanismos físicos, psíquicos y sociales que intervienen y se derivan del funcionamiento de la eliminación urinaria, así como todas las medidas externas que dificultan o favorecen su correcto

funcionamiento.

7. Eliminación transcutánea. Mecanismos que intervienen y se derivan de la secreción y excreción transcutáneas derivadas tanto de procesos naturales como en respuesta a alteraciones.

8. Percepción sensorial. Mecanismos que intervienen en la recepción de sensaciones a través de los sentidos y su repercusión en el resto del organismo, así como la aplicación de medidas externas que intervienen en el funcionamiento.

9. Sexualidad/Reproducción. Mecanismos que intervienen y se derivan de la expresión de la sexualidad, los procesos reproductivos en ambos sexos y de desarrollo en la mujer.

10. Higiene. Factores implicados en la conservación de la higiene y todas las alteraciones derivadas de su inadecuado mantenimiento.

11. Actividad/Ejercicio. Mecanismos que permiten o dificultan la actividad física y/o el ejercicio.

12. Movilidad. Mecanismos de control de la movilidad del cuerpo o de alguna de sus partes, que pueden estar en relación con el entorno. Incluye sistemas de medición de la capacidad de independencia en la movilidad y en el desarrollo de actividades de la vida diaria.

13. Sueño/Descanso. Factores que permiten o dificultan un sueño y descanso reparadores y su repercusión en el desempeño del resto de actividades.

14. Relación/Comunicación. Mecanismos que permiten o dificultan el tipo de relaciones personales, familiares y sociales y cómo se produce la comunicación o su ausencia en las mismas.

15. Ocio/Entretenimiento. Mecanismos que favorecen o dificultan el desarrollo saludable del ocio o entretenimiento.

16. Valores/Creencias. Factores ideológicos que determinan los comportamientos, conductas, juicios de valor de las actividades y decisiones de la vida en relación con la salud.

II. Problemas de salud

Problemas o alteraciones en la salud que requieren de la elaboración de cuidados específicos.

1. Piel y mucosas. Respuestas de la piel y las mucosas a determinadas alteraciones que la comprometen.

2. Circulación vascular y cardiaca. Repuestas de la circulación vascular y cardiaca a factores que la comprometen.

3. Inmovilizaciones terapéuticas. Situaciones y problemas derivados de inmovilizaciones terapéuticas.

4. Cuidados y conducta ante los problemas. Respuestas ante situaciones o problemas. Los cuidados y las conductas no responden satisfactoriamente

a los factores internos o externos.

5. Cuidados y conducta ante las enfermedades. Situaciones y respuestas ante las enfermedades, los tratamientos y las complicaciones.

III. Psico-Social

Mecanismos psicológicos, sociales y comunitarios que mantienen el equilibrio de la salud psíquica del individuo y la de éste respecto a la comunidad y sociedad a la que pertenece.

1. Estado emocional. Emociones que responden tanto a situaciones habituales de la vida, como aquellas que provocan respuestas anormales o desproporcionadas.
2. Rasgos conductuales. Conocimiento del patrón habitual de conducta y sus respuestas a factores externos e internos.
3. Estado neurocognitivo. Conocimiento del estado neurocognitivo (inteligencia, memoria, capacidades motoras y lenguaje) de la persona y su respuesta a situaciones y problemas internos y externos.
4. Estado socio - familiar. Estructura, funciones de la familia, y situaciones que favorecen o dificultan las relaciones de la persona con los miembros de la familia y de la familia con la sociedad a la que pertenece.
5. Estado socio - comunitario. Disponibilidad y efectividad de los medios y recursos utilizados por las instituciones sanitarias oficiales para resolver los problemas de salud de la población y mejorar su nivel de confort.

IV. Promoción y fomento de la salud

Cuidados y conductas dirigidos a fomentar los hábitos que mantienen en equilibrio todas las estructuras y comportamientos encargados del funcionamiento equilibrado de la salud.

1. Cuidados y conductas de salud. Hábitos saludables que contribuyen a conservar y aumentar un estado saludable.
2. Prevención de riesgos y accidentes. Conocimiento de los riesgos reales y potenciales para la salud, y los mecanismos y respuestas ante situaciones que ponen en peligro la misma.
3. Utilización de recursos. Conocimiento y uso de los recursos de los que la persona, familia y comunidad dispone.

Se ha establecido un sistema de codificación de cuatro dígitos, en el que los dos primeros hacen referencia al Grupo de valoración al que pertenecen, y los otros dos dígitos hacen referencia al orden del ítem o criterio de valoración específico, dentro del grupo al que pertenece. La codificación de los Bloques Generales es del I al IV, con una secuencia lógica. Para la codificación de los Grupos se ha realizado una codificación correlativa de dos dígitos, reservando 25 códigos al primer Bloque General y 10 códigos al resto de Bloques. Al primer Bloque pertenecen los códigos del 01 al 24, ocupándose inicialmente los códigos del 01 al 16 quedando libres el resto. Al segundo Bloque pertenecen los códigos del 25 al 34, ocupándose inicialmente los códigos del 25 al 27 quedando libres el resto. Al tercer Bloque pertenecen los códigos del 35 al 44, ocupándose inicialmente los códigos del 35 al 38 quedando libres el resto. Al cuarto Bloque pertenecen los códigos del 45 al 54, ocupándose inicialmente los códigos del 45 al 49 quedando libres el resto.

Cada criterio de valoración enfermero estandarizado consta de:

- *Un código.* Único para criterio de valoración.
- *Una descripción.* Indica de forma clara y concreta la denominación del criterio.
- *Una definición.* Aclara el concepto y sentido del criterio de valoración.
- *Un rango de valoración.* Delimita las opciones de registro para cada criterio de valoración.

Asimismo cada criterio de la valoración tiene sus características metodológicas propias:
- Criterio de valoración signo.
- Criterio de valoración síntoma.
- Campo condicionante básico.
- Campo fuente o llave.

Los criterios de valoración están clasificados en la taxonomía:
- Bloque general.
- Grupo de valoraciones.

Además cada criterio de valoración se ha incluido en las clasificaciones de los dos sistemas de valoración enfermera más utilizados:
- Necesidades de Virginia Henderson.
- Patrones funcionales de Marjory Gordon.

En este libro nos centramos en los criterios de Henderson. Todos los criterios de valoración serían aplicables a cada una de las 14 necesidades establecidas por Henderson, pero solo algunos son específicamente suyos y más concretamente, los relacionados con la necesidad de Entretenimiento, como son:

1107 Deporte
Código: 1107.
Descripción: Deporte.
Definición: Criterio de valoración del tipo "Si/No" para registrar la realización de la persona de actividad deportiva de forma habitual.
Rango: Si – No.
Criterios específicos de valoración: 1108 Días/semana de deporte.
   1109 Horas/semana de deporte.
Clasificación del criterio de valoración.
Bloque: I. Valoración del funcionamiento básico de la salud.
Grupo: 11. Actividad/ejercicio.
Patrón funcional: Patrón 4. Actividad – Ejercicio.
Necesidad básica: Necesidad 13. Entretenimiento.
Características metodológicas.
Signo: Si.
Síntoma: No.
Condicionante básico: No.
Fuente: No.
Valor determinante diagnóstico: No

1108 Días/semana de deporte
Código: 1108.
Descripción: Días/semana de deporte.
Definición: Criterio de valoración de tipo "Numérico" para contabilizar los días a la semana en los que habitualmente la persona realiza la actividad deportiva.
Rango: 1 – 7.
Clasificación del criterio de valoración.
Bloque: I. Valoración del funcionamiento básico de la salud.
Grupo: 11. Actividad/ejercicio.
Patrón funcional: Patrón 4. Actividad – Ejercicio.
Necesidad básica: Necesidad 13. Entretenimiento.
Características metodológicas.
Signo: Si.
Síntoma: No.
Condicionante básico: No.
Fuente: No.
Valor determinante diagnóstico: No.

1109 Horas/semana de deporte
Código: 1109.

Descripción: Horas/semana de deporte.
Definición: Criterio de valoración de tipo "Numérico" para anotar el tiempo en horas semanales que dedica habitualmente la persona al deporte
Rango: 1 – 40.
Clasificación del criterio de valoración.
Bloque: I. Valoración del funcionamiento básico de la salud.
Grupo: 11. Actividad/ejercicio.
Patrón funcional: Patrón 4. Actividad – Ejercicio.
Necesidad básica: Necesidad 13. Entretenimiento.
Características metodológicas.
Signo: Si.
Síntoma: No.
Condicionante básico: No.
Fuente: No.
Valor determinante diagnóstico: No.

1501 Actividades de ocio
Código: 1501.
Descripción: Actividades de ocio.
Definición: Criterio de valoración del tipo "Si/No" para registrar la inclusión de actividades de ocio y/o entretenimiento dentro de las tareas habituales de la persona.
Rango: Si – No.
Clasificación del criterio de valoración.
Bloque: I. Valoración del funcionamiento básico de la salud (Principal)
IV. Valoración de la promoción y fomento de salud.
Grupo: 15. Ocio y entretenimiento (Principal).
45. Conductas saludables.
Patrón funcional: Patrón 4. Actividad – Ejercicio.
Necesidad básica: Necesidad 13. Entretenimiento.
Características metodológicas.
Signo: Si.
Síntoma: No.
Condicionante básico: No.
Fuente: No.
Valor determinante diagnóstico: No.

1502 Tipo de ocio
Código: 1502.
Descripción: Tipo de ocio.
Definición: Criterio de valoración con valores predeterminados poder reflejar la principal actividad de ocio que aquella persona realiza habitualmente.

Rango: Amigos - Deporte - Lectura - Música -Manualidades - Pasear - Tv/Cine.
Clasificación del criterio de valoración.
Bloque: I. Valoración del funcionamiento básico de la salud.
Grupo: 15. Ocio y entretenimiento.
Patrón funcional: Patrón 4. Actividad – Ejercicio.
Necesidad básica: Necesidad 13. Entretenimiento.
Características metodológicas.
Signo: Si.
Síntoma: No.
Condicionante básico: No.
Fuente: No.
Valor determinante diagnóstico: No

<u>1503 Rutina juego</u>
Código: 1503.
Descripción: Rutina juego.
Definición: Criterio de valoración del tipo "Si/No" para registrar la presencia de la actividad del juego dentro de las actividades habituales del niño.
Rango: Si – No.
Clasificación del criterio de valoración.
Bloque: I. Valoración del funcionamiento básico de la salud.
Grupo: 15. Ocio y entretenimiento.
Patrón funcional: Patrón 4. Actividad – Ejercicio.
Necesidad básica: Necesidad 13. Entretenimiento.
Características metodológicas.
Signo: Si.
Síntoma: No.
Condicionante básico: No.
Fuente: No.

<u>1504 Características del juego</u>
Código: 1504.
Descripción: Características del juego.
Definición: Criterio de valoración de tipo "Texto libre" para anotar los aspectos fundamentales del juego del niño: como tipo de juego, tiempo dedicado, participación de familiares, etc.
Rango: Texto libre.
Clasificación del criterio de valoración.
Bloque: I. Valoración del funcionamiento básico de la salud.
Grupo: 15. Ocio y entretenimiento.
Patrón funcional: Patrón 4. Actividad – Ejercicio.

Libro 13 NECESIDAD DE ENTRETENIMIENTO

Necesidad básica: Necesidad 13. Entretenimiento.
Características metodológicas.
Signo: Si.
Síntoma: No.
Condicionante básico: No.
Fuente: No.
Valor determinante diagnóstico: No.

1505 Horas día tv/consola
Código: 1505.
Descripción: Horas día tv/consola.
Definición: Criterio de valoración de tipo "Numérico" para registrar el tiempo en horas diarias que dedica habitualmente la persona a los medios audiovisuales como sistema de ocio o entretenimiento.
Rango: 0 – 12.
Clasificación del criterio de valoración.
Bloque: I. Valoración del funcionamiento básico de la salud.
Grupo: 15. Ocio y entretenimiento.
Patrón funcional: Patrón 4. Actividad – Ejercicio.
Necesidad básica: Necesidad 13. Entretenimiento.
Características metodológicas.
Signo: Si.
Síntoma: No.
Condicionante básico: No.
Fuente: No.
Valor determinante diagnóstico: No.

1506 Incapaz ocio habitual
Código: 1506.
Descripción: Incapaz ocio habitual.
Definición: Criterio de valoración del tipo "Si/No" para anotar la imposibilidad de la persona para continuar realizando sus actividades habituales de ocio y/o entretenimiento.
Rango: Si – No.
Clasificación del criterio de valoración.
Bloque: I. Valoración del funcionamiento básico de la salud.
Grupo: 15. Ocio y entretenimiento.
Patrón funcional: Patrón 4. Actividad – Ejercicio.
Necesidad básica: Necesidad 13. Entretenimiento.
Características metodológicas.
Signo: Si.
Síntoma: Si.
Condicionante básico: No.

Fuente: No.
Valor determinante diagnóstico: Si.
Valor: Si.   *Diagnóstico*: Déficit de actividades recreativas.

1507 Aburrimiento
Código: 1507.
Descripción: Aburrimiento.
Definición: Criterio de valoración de tipo "Si/No" para anotar la sensación de tedio en la persona ante la ausencia de elementos de distracción o diversión.
Rango: Si – No.
Clasificación del criterio de valoración.
Bloque: I. Valoración del funcionamiento básico de la salud.
Grupo: 15. Ocio y entretenimiento.
Patrón funcional: Patrón 4. Actividad – Ejercicio.
Necesidad básica: Necesidad 13. Entretenimiento.
Características metodológicas.
Signo: No.
Síntoma: Si.
Condicionante básico: No.
Fuente: No.
Valor determinante diagnóstico: Si.
Valor: Si.   Diagnóstico: Déficit de actividades recreativas.

1508 Desinterés ocio
Código: 1508.
Descripción: Desinterés ocio.
Definición: Criterio de valoración del tipo "Si/No" para anotar la ausencia de interés de la persona por las actividades de ocio y/o entretenimiento.
Rango: Si – No.
Clasificación del criterio de valoración.
Bloque: I. Valoración del funcionamiento básico de la salud.
Grupo: 15. Ocio y entretenimiento.
Patrón funcional: Patrón 4. Actividad – Ejercicio.
Necesidad básica: Necesidad 13. Entretenimiento.
Características metodológicas.
Signo: Si.
Síntoma: No.
Condicionante básico: No.
Fuente: No.
Valor determinante diagnóstico: Si.
Valor: Si.   *Diagnóstico*: Fatiga.

1509 Tipo de actividad extraescolar
Código: 1509.
Descripción: Tipo de actividad extraescolar.
Definición: Criterio de valoración de "Texto libre" para reflejar las características de la actividad extraescolar principal que realiza habitualmente el niño (dedicación, tipo, interés, etc.).
Rango: Texto libre.
Clasificación del criterio de valoración.
Bloque: I. Valoración del funcionamiento básico de la salud.
Grupo: 15. Ocio y entretenimiento.
Patrón funcional: Patrón 4. Actividad – Ejercicio.
Necesidad básica: Necesidad 13. Entretenimiento.
Características metodológicas.
Signo: Si.
Síntoma: No.
Condicionante básico: No.
Fuente: No.
Valor determinante diagnóstico: No.

1510 Días/semana de ocio
Código: 1510.
Descripción: Días/semana de ocio.
Definición: Criterio de valoración de tipo "Numérico" para contabilizar los días a la semana en los que habitualmente la persona realiza actividades de ocio.
Rango: 1 – 7.
Clasificación del criterio de valoración.
Bloque: I. Valoración del funcionamiento básico de la salud.
Grupo: 15. Ocio y entretenimiento.
Patrón funcional: Patrón 4. Actividad – Ejercicio.
Necesidad básica: Necesidad 13. Entretenimiento.
Características metodológicas.
Signo: Si.
Síntoma: No.
Condicionante básico: No.
Fuente: No.
Valor determinante diagnóstico: No.

3.2 Manifestaciones de Dependencia.

Cuando la persona tiene el conocimiento, la fuerza y la voluntad para cubrir sus necesidades, son aquellas manifestaciones de una persona independiente, pero cuando algo de esto falta o falla surgen los problemas de Salud (persona dependiente). Estas situaciones de dependencia pueden aparecer por causas físicas, psicológicas, sociológicas o relacionadas a una falta de conocimientos. Es entonces cuando la enfermera tiene que ayudar o suplir a la persona para que pueda tener las necesidades cubiertas.

Los factores que modifican o alteran alguna de las necesidades básicas pueden ser:

- Factores permanentes:

    - Edad.
    - Temperamento: estado emocional o disposición de ánimo.
    - Normal.
    - Eufórico.
    - Ansiedad, temor, agitación o histeria.
    - Deprimido o hipoactivo.
    - Situación social o cultural.
    - Capacidad física e intelectual.

- Factores variables:

    - Marcados trastornos del equilibrio, de líquidos y electrolitos, incluidos los vómitos y diarrea.
        - Falta aguda de oxígeno.
        - Conmoción (inclusive el colapso y las hemorragias).
        - Estados de inconsciencia (desmayos, coma, delirios).
        - Exposición al frío o al calor que produzcan temperaturas del cuerpo marcadamente anormales.
        - Estados febriles agudos debidos a toda causa.
        - Una lesión local, herida o infección, o bien ambas.
        - Una posible enfermedad transmisible. Estado preoperatorio.
        - Estado postoperatorio.
        - Inmovilización por enfermedad o prescrita como tratamiento.
        - Dolores persistentes o bien que no admitan tratamiento.

Libro 13 NECESIDAD DE ENTRETENIMIENTO

Henderson establece la necesidad de elaborar un Plan de Cuidados Enfermeros, basándose en el logro de consecución de las 14 necesidades básicas y en su registro para conseguir un cuidado individualizado para la persona.

Las actividades que las enfermeras realizan para suplir o ayudar al paciente a cubrir estas necesidades es lo que Henderson denomina cuidados básicos de enfermería. Estos cuidados básicos se aplican a través de un plan de cuidados de enfermería, elaborado en razón de las necesidades detectadas en el paciente.

La función propia de la enfermera consiste en atender al individuo, enfermo o sano, en la ejecución de aquellas actividades que contribuyen a su salud o a su restablecimiento (o a evitarle padecimientos en la hora de la muerte), actividades que él realizaría por sí mismo si tuviera la fuerza, voluntad o conocimientos necesarios. Igualmente corresponde a la enfermera cumplir esta misión en forma que ayude al enfermo a independizarse lo más rápido posible. Además ayuda al paciente a seguir el plan de tratamiento en la forma indicada por el médico. Igualmente, al ser miembro del equipo médico, colabora con los demás, así como estos colaboran con ella, en la planificación y ejecución de un programa global, ya sea para el mejoramiento de la salud, el restablecimiento del paciente o para evitarle sufrimientos en la hora de la muerte. Esta necesidad de evaluar los requerimientos inmediatos y futuros del individuo, en cuanto a los cuidados materiales, el apoyo emocional y la reeducación, hace de la enfermería un servicio de los más importantes. Muchas de las actividades son sencillas hasta que su adaptación a las exigencias particulares del paciente las hace complicadas[8]. Para una información más amplia (véase *Anexo 3*)[43].

Nota: En este punto nos hemos basado principalmente en el libro *Valoración enfermera estandarizada. Clasificación de los criterios de valoración de enfermería*. Editado por el Observatorio de metodología enfermera y la fundación FUDEN, (ISBN: 84 – 89174 – 96 – 2).

4 DIAGNÓSTICO

El ser humano tiene Necesidad de ocio y recreo, que según Virginia Henderson se constituye en un requisito fundamental indispensable para mantener su integridad. Una situación de salud/enfermedad o un acontecimiento vital puede romper dicha integridad de la persona en su situación de vida, ocasionando al individuo un problema de independencia total o parcial para satisfacer esta Necesidad. Para una información más amplia (véase *Anexo 4*)[44]. Los datos más relevantes que debemos valorar son:

- Actividades recreativas que realiza habitualmente.
- Número de horas que le dedica a la semana.
- Presenta dificultad para realizar sus pasatiempos habituales.
- Se aburre.
- Causas a las que atribuye esta dificultad o limitación.
- Cómo cree que puede evitarlas, reducirlas o resolverlas.
- Respuesta ante situaciones estresantes: somatización, inhibición, consumo de tóxicos, agitación, otros.

DIAGNÓSTICO ENFERMERO (NNN)

Déficit de actividades recreativas (00097). La disminución de la estimulación (o interés o participación) en actividades recreativas o de ocio.

Características definitorias:
- Aburrimiento. Afirmaciones del paciente de que se aburre (p.ej., desea tener algo que hacer, que leer...).
- El entorno actual no le permite dedicarse a la actividad. Los

pasatiempos habituales no pueden realizarse en el hospital.

Factores relacionados:
- Entorno desprovisto de actividades recreativas.
- Edades extremas.
- Hospitalización prolongada.
- Institucionalización prolongada.
- Fuentes de dificultad: Fuerza y Voluntad.

RESULTADOS (NOC)

Implicación social (1503). Interacciones sociales con personas, grupos u organizaciones.

Indicadores:
- 150301 Interacción con amigos íntimos.
- 150303 Interacción con miembros de la familia.
- 150311 Participación en actividades de ocio.

Escala de medición: Nunca demostrado, raramente demostrado, a veces demostrado, frecuentemente demostrado, siempre demostrado.
Participación en actividades de ocio (1604). Uso de las actividades relajantes, interesantes para fomentar el bienestar.

Indicadores:
- 160413 Disfruta de actividades de ocio.
- 160404 Refiere relajación con las actividades de ocio.
- 160401 Participación en actividades diferentes al trabajo habitual.

Escala de medición: Nunca demostrado, raramente demostrado, a veces demostrado, frecuentemente demostrado, siempre demostrado.
Motivación (1209). Impulso interno que mueve o incita a un individuo a acciones positivas.
Indicadores:
- 120903 Obtiene el apoyo necesario.
- 120905 Auto inicia conductas dirigidas hacia objetivos.
- 120912 Finaliza tareas.

Escala de medición: Nunca demostrado, raramente demostrado, a veces demostrado, frecuentemente demostrado, siempre demostrado.
Participación en juegos (0116). Uso de actividades necesarias para el placer, diversión y desarrollo de los niños.

Indicadores:
- 011601 Participación en juegos.
- 011610 Expresa satisfacción con las actividades de juego.

Escala de medición: Nunca demostrado, raramente demostrado, a veces demostrado, frecuentemente demostrado, siempre demostrado.

Bienestar personal (2002). Alcance de la percepción positiva del estado de salud y de las circunstancias vitales.

Indicadores:
- 200201 Satisfacción con la realización de actividades de la vida diaria.
- 200203 Satisfacción con la interacción social.
- 200205 Satisfacción con el funcionamiento fisiológico.
- 200206 Satisfacción con el funcionamiento cognitivo.
- 200208 Satisfacción con la capacidad de relax.

INTERVENCIONES (NIC)

Grupo de apoyo (5430). Uso de un ambiente grupal para proporcionar apoyo emocional e información relacionada con la salud a sus miembros.

Actividades:

- Utilizar un grupo de apoyo durante las etapas de transición para ayudar al paciente a que se adapte a un nuevo estilo de vida.
- Determinar el objetivo del grupo y la naturaleza del proceso grupal.
- Vigilar y dirigir la implicación activa de los miembros del grupo.
- Fomentar la expresión y el compartir el conocimiento de la experiencia.
- Fomentar la expresión de ayudas mutuas.
- Identificar los temas que se produzcan en los debates del grupo.
- Crear una atmósfera relajada y de aceptación.
- Formar un grupo de tamaño óptimo: de 5 a 12 miembros.
- Mantener una presión positiva para el cambio de conducta.
- Enfatizar la importancia del afrontamiento activo.
- Atender a las necesidades del grupo como un todo, así como a las necesidades de los miembros individuales.

Terapia de entretenimiento (5360). Utilización intencionada de las actividades recreativas para fomentar la relajación y potenciar las capacidades sociales.

Actividades:

- Ayudar al paciente/familia a identificar los déficits de movilidad.
- Comprobar las capacidades físicas y mentales para participar en actividades recreativas.
- Incluir al paciente en la planificación de actividades recreativas.
- Ayudar a explorar el significado personal de aquellas actividades recreativas favoritas.
- Ayudar al paciente a elegir actividades recreativas coherentes con sus capacidades físicas, psicológicas y sociales.
- Disponer actividades recreativas que tengan por objeto disminuir la ansiedad (cartas, puzles...).
- Proporcionar un refuerzo positivo a la participación en aquellas actividades.
- Comprobar la respuesta emocional, física y social a la actividad recreativa.

Facilitar la autorresponsabilidad (4480). Animar a un paciente a que asuma más responsabilidad de su propia conducta.

Actividades:

- Considerar responsable al paciente de sus propias conductas.
- Fomentar la manifestación oral de sentimientos, percepciones y miedos por asumir la responsabilidad.
- Fomentar la independencia, pero ayudar al paciente cuando no pueda realizar la acción dada.
- Facilitar el apoyo de la familia del nuevo nivel de responsabilidad buscado o conseguido por el paciente.
- Proporcionar una retroalimentación positiva a la aceptación de una responsabilidad adicional y/o un cambio de conducta.
- Determinar si el paciente tiene conocimientos adecuados acerca del estado de los cuidados de salud.
- Observar el nivel de responsabilidad que asume el paciente.

Terapia de juegos (4430). Utilización intencionada de juguetes u otros materiales para ayudar a aquellos niños a comunicar su percepción y conocimiento del mundo y ayudarles a perfeccionar su interacción con el entorno.

Actividades:

- Proporcionar un ambiente bien tranquilo que esté libre de interrupciones.
- Dar el tiempo suficiente para permitir un juego efectivo.
- Estructurar la sesión de juegos para facilitar el resultado deseado.
- Comunicar el objeto de la sesión de juegos al niño y los progenitores.
- Discutir las actividades de juegos con la familia.
- Proporcionar un equipo de juegos seguro.
- Proporcionar un equipo de juegos adecuado al nivel de desarrollo.
- Proporcionar un equipo de juegos que estimule un juego creativo y expresivo.
- Proporcionar un equipo de juegos que estimule el juego de roles.
- Permitir que el niño manipule el equipo de juegos.
- Animar al niño a que comparta sentimientos, conocimientos y percepciones.
- Validar los sentimientos del niño expresados durante la sesión de juegos.
- Comunicar la aceptación de sentimientos, tanto positivos como negativos, expresados por medio del juego.
- Controlar las reacciones y el nivel de ansiedad del niño durante la sesión de juegos.
- Continuar con las sesiones de juegos regularmente para establecer confianza y disminuir el miedo debido al equipo o los tratamientos no familiares, según corresponda.

Manejo de la energía (0180). Regulación del uso de la energía para tratar o evitar la fatiga y mejorar las funciones.

Actividades:

- Determinar aquellos déficits del estado fisiológico del paciente que producen fatiga según el contexto de la edad y el desarrollo.
- Animar la verbalización de los sentimientos sobre las limitaciones.
- Corregir los déficits del estado fisiológico (p. ej., anemia inducida por quimioterapia) como elementos prioritarios.
- Seleccionar intervenciones para reducir la fatiga combinando medidas farmacológicas y no farmacológicas, según proceda.

- Determinar qué actividad y en qué medida es necesaria para aumentar la resistencia.
- Observar al paciente por si aparecen indicios de exceso de fatiga física y emocional.
- Vigilar la respuesta cardiorrespiratoria a la actividad (taquicardia, otras arritmias, disnea, diaforesis, palidez, presiones hemodinámicas y frecuencia respiratoria).
- Observar la localización y naturaleza de la molestia o dolor durante el movimiento/actividad.
- Disminuir las molestias físicas que puedan interferir con la función cognitiva y el autocontrol/regulación de la actividad.
- Ayudar al paciente a priorizar las actividades para adaptar los niveles de energía.
- Ayudar al paciente/allegado a establecer metas realistas de actividades.
- Ayudar al paciente a identificar las preferencias de actividades.
- Considerar la comunicación electrónica (p. ej., correo electrónico o mensajería instantánea) para mantener el contacto con los amigos cuando las visitas no son posibles o aconsejables.

Potenciación de la socialización (5100). Facilitar la capacidad de una persona para interactuar con los demás.

Actividades:

- Fomentar la implicación en las relaciones ya establecidas.
- Animar al paciente a desarrollar relaciones.
- Fomentar las relaciones con personas que tengan intereses y objetivos comunes.
- Fomentar las actividades sociales y comunitarias.
- Fomentar el compartir problemas comunes con los demás.
- Fomentar la sinceridad al presentarse a los demás.
- Fomentar la implicación en intereses totalmente nuevos.
- Proporcionar retroalimentación sobre el cuidado del aspecto personal y demás actividades.
- Ayudar al paciente a que aumente la consciencia de sus puntos fuertes y sus limitaciones en la comunicación con los demás.
- Utilizar el juego de roles para practicar las habilidades y técnicas de comunicación mejoradas.
- Enfrentar al paciente con sus trastornos del juicio, cuando

corresponda.
- Solicitar y esperar comunicaciones verbales.
- Proporcionar retroalimentación positiva cuando el paciente establezca el contacto con los demás.
- Animar al paciente a cambiar de ambiente, como salir a caminar o al cine.
- Facilitar el entusiasmo y la planificación de actividades futuras por parte del paciente.
- Fomentar la planificación de actividades especiales por parte de grupos pequeños.
- Explorar los puntos fuertes y los débiles del círculo actual de relaciones.
- Facilitar el uso de ayudas para déficits sensoriales como gafas y audífonos.

5 PROTOCOLOS

El proceso enfermero se basa en principios y normas que promueven el pensamiento crítico, así como fomentan la eficiencia de los cuidados de enfermería, orientándonos a la consecución de los objetivos de la profesión enfermera.

- Prevenir la enfermedad y fomentar, mantener o reestablecer la salud.
- Facilitar la autogestión de los cuidados de salud potenciando el bienestar y las capacidades de la persona.
- Brindar cuidados de salud de calidad y eficientes en función de las necesidades y deseos de la persona.
- Seguir buscando la forma de incrementar la satisfacción al administrar cuidados de salud de calidad.

La implementación de este proceso permite a los profesionales de enfermería proporcionar los cuidados necesarios tanto a nivel biomédico, como de respuestas humanas y necesidades generadas a partir de la situación de salud[45].

5.1 Grupo de Buenos Días.

Con este taller se pretende construir un espacio terapéutico donde se trabajaría diferentes aspectos sociales, psicológicos, emocionales e incluso movilidad combinados con psicomotricidad y actividades como ludoterapia, manualidades, terapias creativas y entrevistas individuales. El trabajo del terapeuta o monitor se encargaría de mejorar la comunicación entre los miembros del grupo entre sí y con el mismo.

Utiliza una técnica dinámica que consigue la participación y favorece la relación del grupo, ya que durante toda la actividad, los materiales y el espacio están compartidos. Se componen con los pacientes de diferentes patologías en diferentes etapas y se organizan en grupos mixtos.

En primer lugar se recoge información del paciente a través del equipo multidisciplinar, posteriormente cuando el enfermo acude al grupo por primera vez se le explica el funcionamiento. Se plantea que los pacientes propongan el tema ya que hablarán de aspectos más importantes para ellos, de esta manera se conseguiría un mejor enganche al grupo.

Por otra parte el terapeuta junto con el médico responsable, deciden qué pacientes pueden acceder al taller, ya que a veces puede darse el caso de que un paciente no se encuentre en condiciones para realizar las diferentes actividades que propone el grupo terapéutico.

Los objetivos dependerán de la información obtenida de los asistentes en el grupo, se trabajaran aquellos aspectos que sean más importantes para ellos. El objetivo general que se establece en esta terapia son prevenir y tratar las diferentes discapacidades, a la vez trabajará su autonomía personal a nivel psicológico, físico y social.

Objetivos Generales

- Organizar el tiempo y mejorar las relaciones interpersonales.
- Instituir y promover la convivencia en grupo.
- Ofrecer un lugar de encuentro donde los enfermos podrán compartir y escuchar diferentes opiniones.

Objetivos Específicos

- Atender y observar el estado del paciente durante la sesión.
- Lograr y mantener la organización de las actividades rutinarias.
- Conservar el vínculo con el contexto social y cultural en el que viven.
- Favorecer la comunicación grupal, la comunicación personal y la relación interpersonal.
- Optimizar la comprensión y aceptación de las normas para el trabajo en grupo.
- Impulsar la integración grupal.
- Crear un clima favorable para impulsar la expresión espontánea en grupo.
- Mejorar las aptitudes del pensamiento divergente.
- Promover la motivación en sus actividades cotidianas.
- Favorecer las actitudes beneficiosas para realizar tareas.

Recursos Humanos

- El número de profesionales dependerán del volumen de usuarios. (psicólogos, enfermeros, animador sociocultural, trabajador social, auxiliar de enfermería).

Recursos Materiales

- Un espacio extenso y luminoso.
- Temperatura agradable o adecuada.
- Sillas.

Recursos Económicos

- Ninguno.

Metodología

Se debe realizar el grupo sobre las 10.00 am con una duración aproximada de 45 minutos. Se dispondrán las sillas en círculo con el objeto de facilitar la comunicación. Se tendrá en cuenta los pacientes que no intervienen y ayudarles a participar. Es importante respetar los turnos de cada individuo, de esta manera se evitarán las interrupciones.

5.2 Taller de Prensa.

Este taller se selecciona una noticia actual de una revista o de un periódico con el objeto de que todos los pacientes la lean y la critique. Por último se crea un debate en el que todos puedan participar. Esta actividad se ocupa de mejorar la orientación, atención, concentración y el lenguaje.

Objetivos

- Favorecer, el vocabulario, el lenguaje y la comprensión verbal.
- Ejercitar habilidades de comunicación: turno de palabra, respetar y escuchar a los compañeros.
- Conservar las capacidades cognitivas más básicas: atención, concentración, percepción, razonamiento, coordinación visomotora.
- Manejar y controlar conductas inadecuadas.
- Optimizar la autoestima de la persona.

Metodología

La actividad comienza con el recordatorio de la fecha del día que están, el mes, el año y estación, de esta manera los pacientes se van orientando y se van introduciendo en la actividad. Se procederá con la selección de una noticia actual, la cual leerán y entre todos se debatirán los diferentes puntos de vistas de cada individuo.

Se preguntará de qué medio de comunicación pertenece (televisión, prensa o radio), que aborda y cuáles son sus opiniones sobre la misma, de esta manera se creará el debate en donde todos ellos podrán participar. Conforme transcurra la sesión se podrá preguntar otros aspectos para ir profundizando en el tema. La actividad se realizará todos los días con una duración aproximada de 20/30 minutos.

Para llevar a cabo el taller se debe contar con una sala bien iluminada y espaciosa, para que los pacientes se sientan cómodos en las sillas o sillones.

Es preferible que todos los usuarios se dispongan en círculo para favorecer la comunicación y la participación. La hora de la realización deberá tener en cuenta que los pacientes no estén muy cansados y estén despejados.

Recursos Humanos

- El número de profesionales dependerán del volumen de usuarios. (psicólogos, enfermeros, animador sociocultural, trabajador social, auxiliar de enfermería.)

Recursos Materiales

- Revistas o periódicos.
- Recortes de prensa.
- Fotografías.
- Noticias de radio o televisión.

Recursos Económicos

- Ninguno

5.3 Taller Canto y Esparcimiento.

Este taller está basado en el canto. Se utiliza un repertorio de canciones elaboradas con letra grande en papel y se cantan. Todas las letras son conocidas por los asistentes del taller, mayoritariamente de su época para que se motiven. Unos 10 minutos antes de finalizar se realiza unos ejercicios de relajación ya que es demasiado excitante.

Objetivos Generales

- Fomentar la expresión verbal y corporal.
- Fortalecer la memoria.
- Potenciar emociones y sentimientos.
- Crear un ambiente agradable y divertido.

Objetivos Específicos

- Favorecer la calidad de vida de los pacientes.
- Mejorar las relaciones sociales.
- Potenciar la actividad y memoria.
- Optimizar la autoestima.
- Mejorar el desarrollo emocional y afectivo.
- Ofrecer un ambiente relajado al finalizar la actividad.

El taller se debe realizar dos veces por semana con una duración de 1 hora por cada sesión. Los primeros 45 minutos están dedicados al cante y los 15 minutos restantes se destina a un ejercicio de relajación.

La sesión tendrá lugar en un espacio amplio y luminoso equipado con sillas o sillones, se colocarán los asistentes en forma de círculo. Al finalizar la primera parte, se dedicará 15 minutos para la relajación, con una música tranquila y relajante. Los participantes de este taller suelen ser usuarios poco avanzados en la enfermedad, que estén motivados y quieran disfrutar a través de la misma.

La sesión se organizará en primer lugar explicando lo que se va a hacer y se obsequia la lista de canciones que tocará en ese día. A la vez que los participantes estén cantando, se les pondrá la canción de fondo para que no "se pierdan".

RECURSOS HUMANOS

- El número de profesionales dependerán del volumen de usuarios. (psicólogos, enfermeros, animador sociocultural, trabajador social, auxiliar de enfermería.)

Recursos Materiales

- Cds de música y canciones.
- Sillas o sillones.
- Equipo de música.

5.4 Taller de Ludoterapia.

Se describe como la actividad dirigida a la animación del paciente mediante juegos de mesas en los que participan formando pequeños grupos. El objetivo que se persigue es la estimulación, de forma divertida y lúdica.

A través de los juegos de mesa se trabajan casi todas las áreas cognitivas como las funciones ejecutivas, la atención, concentración y cálculo. Por otra parte memoria, lenguaje, gnosias, praxias o psicomotricidad fina y relaciones sociales.

Objetivos Generales

Pretende fomentar la mente activa trabajando las diferentes áreas cognitivas del individuo con actividades como los juegos de mesa. Esta práctica favorece positivamente en la autonomía y en el bienestar de la persona afectada y de su familia.

Objetivos Específicos

- Mejorar la relación y comunicación entre los asistente al taller.
- Aumentar la tasa de participación.
- Trabajar los sentimientos y emociones.
- Brindar buenos momentos de interrelación.

Metodología

Este taller puede tener una duración aproximada de 45 y 60 minutos. Es aconsejable realizarlo una vez por semana para que se cree una rutina. Las actividades de este programa están organizadas y adaptadas según los niveles de los usuarios, aquellos individuos de niveles superiores podrán elegir el juego que más le guste. Es preferible realizarlo por las tardes ya que el nivel de activación de los pacientes es más alto. Dependiendo de la actividad se harán más o menos grupos o se realizarán en mesas más pequeñas con pequeños grupos.

Lista de Juegos

Bingo
Se utilizan cartones plastificados y pegatinas para colocar los números con el objeto de que no se muevan y cree despiste ante cualquier movimiento. Como premios se les obsequiarán con pequeños detalles tanto a los que hagan línea o bingo.

Parchís
Se utiliza un tablero de parchís con sus correspondientes fichas y dados. Se puede realizar en grupo pequeño o grande con diferentes tamaños de tableros.

Dominó
Se modifica el tradicional modelo por fichas de colores y de diferentes texturas.

Juego de la oca
Igual que en el juego del parchís. En grupo grande es más divertido.

Ludomemo
Es juego que puede ser creado fácilmente por cualquier centro. Consiste en la elaboración de un fieltro con bolsillitos, enumerado de la A a la E horizontalmente y del 1 al 6 verticalmente. En cada bolsillito habrá una nota con la actividad a realizar, como cantar, hacer mímica u otros.

Ajedrez
En este juego es necesario que el individuo sepa jugar, ya que presenta un nivel mayor de dificultad.

Recursos Humanos

- El número de profesionales dependerán del volumen de usuarios. (psicólogos, enfermero, animador sociocultural, trabajador social, auxiliar de enfermería.)

Recursos Materiales

- Juegos de mesa.
- Bingo.
- Parchís.
- Tangram.
- Dominó.

Recursos Económicos

Los materiales pueden comprarse o fabricarse en el mismo centro[46].

5.5 Taller de Educación para la Salud.

La Organización Mundial de la Salud define la Educación para la Salud (EpS) como "una actividad educativa diseñada para ampliar el conocimiento de la población en relación con la salud y desarrollar los valores y habilidades personales que promuevan salud". La EpS requiere para su manejo, tanto nivel teórico como operativo, de las aportaciones de varias disciplinas, sobre todo de la pedagogía, la psicología, la antropología, la sociología y, por supuesto, de la salud pública. Suele entenderse por educación el proceso intencional por el cual las personas son más conscientes de su realidad y del entorno que les rodea, ampliando los conocimientos, valores y habilidades que les permitan desarrollar capacidades para adecuar, según éstas, sus comportamientos a la realidad. Educar no es informar y tampoco persuadir. Su finalidad no es que se lleven a cabo comportamientos definidos y prescritos por el "experto", sino facilitar que las personas desarrollen capacidades que les permitan tomar decisiones conscientes y autónomas[47].

Objetivos

- Facilitar cambios de comportamientos hacia las conductas más saludables que eliminen factores de riesgo y que perduren en el tiempo.
- El paciente ha de ser protagonista activo de su salud y del cambio de sus patrones disfuncionales.
- Actitud activa respecto al autocuidado, reforzar la disposición para mejorar en hábitos saludables y prevenir la enfermedad o aceptarla.

NICs que Realizaremos:

- Modificación de la conducta: habilidades sociales (4362)
- Educación Sanitaria (5510)
- Enseñanza: medicamentos prescritos (5616)
- Enseñanza: proceso de enfermedad (5602)

Actividades:

- Identificar la(s) habilidad(es) social(es) específica(s) que constituirá(n) el centro del ejercicio de desarrollo de la misma.
- Ayudar al paciente a identificar las etapas conductuales de la habilidad social deseada.
- Proporcionar modelos que muestren las etapas de conducta dentro del contexto de las situaciones que tengan sentido para el paciente.

Libro 13 NECESIDAD DE ENTRETENIMIENTO

- Ayudar al paciente a escenificar las etapas conductuales.
- Proporcionar retroalimentación (elogios o recompensas) al paciente sobre la realización de la habilidad social deseada.
- Identificar los factores internos y externos que puedan mejorar o disminuir la motivación para seguir conductas saludables.
- Determinar el contexto personal y el historial sociocultural de la conducta sanitaria personal, familiar o comunitaria.
- Determinar el conocimiento sanitario actual y las conductas del estilo de vida de los individuos, familia o grupo diana.
- Ayudar a las personas, familia y comunidades para clarificar las creencias y valores sanitarios.
- Priorizar las necesidades de aprendizaje identificadas en función de las preferencias del paciente, habilidades de la enfermera, recursos disponibles y probabilidades de éxito en la consecución de las metas.
- Identificar los recursos (personal, espacio, equipo, dinero, etc.) necesarios para llevar a cabo el programa.
- Centrarse en los beneficios de salud positivos inmediatos o a corto plazo para conductas de estilo de vida positivas, en lugar de en beneficios a largo plazo o en los efectos negativos derivados de incumplimientos.
- Utilizar debates de grupo y juego de roles para influir en las creencias, actitudes y valores que existen sobre la salud.
- Utilizar sistemas de apoyo social y familiar para potenciar la eficacia de la modificación de conductas de estilo de vida o de la salud.
- Enseñar al paciente a reconocer las características distintivas de los medicamentos, según corresponda.
- Instruir al paciente acerca de la administración/aplicación adecuada de cada medicamento.
- Enseñar al paciente a almacenar correctamente los medicamentos.
- Reforzar la información proporcionada por otros miembros del equipo de cuidados, según corresponda.
- Incluir a la familia/allegados, según corresponda.
- Evaluar el nivel actual de conocimientos del paciente relacionado con el proceso de enfermedad específico.
- Explorar con el paciente lo que ya ha hecho para controlar los síntomas.
- Proporcionar información al paciente acerca de la enfermedad, según corresponda.
- Dar seguridad sobre el estado del paciente, según corresponda.

- Comentar los cambios en el estilo de vida que puedan ser necesarios para evitar futuras complicaciones y/o controlar el proceso de enfermedad.
- Instruir al paciente sobre las medidas para prevenir/minimizar los efectos secundarios de la enfermedad, según corresponda.
- Enseñar al paciente medidas para controlar/minimizar síntomas, según corresponda.
- Explorar recursos/apoyo posibles, según cada caso.
- Reforzar la información suministrada por los otros miembros del equipo de cuidados, según corresponda.

Medio Ambiente Terapéutico:

- Proporcionar un ambiente adecuado para la distracción y el ocio: luz, temperatura, material lúdico, prensa, T.V., etc.
- Intentar respetar los momentos programados para la distracción.
- Animar a la persona a disfrutar de las actividades elegidas y a comentar la experiencia.
- Implicar a la familia.
- Estimular y fomentar la participación en actividades recreativas.

5.6 Actividad Física.

Se considera actividad física cualquier movimiento corporal producido por los músculos esqueléticos que exija gasto de energía. La actividad física no debe confundirse con el ejercicio. Este es una variedad de actividad física planificada, estructurada, repetitiva y realizada con un objetivo relacionado con la mejora o el mantenimiento de uno o más componentes de la aptitud física. La actividad física abarca el ejercicio, pero también otras actividades que entrañan movimiento corporal y se realizan como parte de los momentos de juego, del trabajo, de formas de transporte activas, de las tareas domésticas y de actividades recreativas. Aumentar el nivel de actividad física es una necesidad social, no solo individual. Por lo tanto, exige una perspectiva poblacional, multisectorial, multidisciplinaria, y culturalmente idónea[48].

Objetivos

- Realización de programas de ejercicio físico.
- Sirve como vía de escape de su enfermedad y una manera de relacionarse con el resto de pacientes favoreciendo la adaptación a

la unidad.
- Uso de habilidades sociales y físicas durante la actividad.
- Uso de imaginación durante la actividad.
- Expresión de emociones.
- Aumento de la resistencia y tolerancia a la actividad, lo que lleva a facilitar la realización de las actividades de la vida diaria.

NICs que Realizaremos:

- Terapia de actividad (4310)
- Terapia de ejercicios: control muscular (0226)
- Terapia de ejercicios: equilibrio (0222)

Actividades:

- Determinar la capacidad del paciente de participar en actividades específicas.
- Colaborar con los terapeutas ocupacionales, recreacionales y/o fisioterapeutas en la planificación y control de un programa de actividades, según corresponda.
- Determinar el compromiso del paciente con el aumento de la frecuencia y/o gama de actividades.
- Ayudar al paciente a explorar el significado personal de la actividad habitual (p. ej., trabajo) y/o actividades recreativas favoritas.
- Ayudar al paciente elegir actividades coherentes con sus posibilidades físicas, psicológicas y sociales.
- Ayudar al paciente a centrarse en lo que puede hacer, más que en los déficits.
- Ayudar al paciente a identificar y obtener los recursos necesarios para la actividad deseada.
- Fomentar actividades creativas, según corresponda.
- Ayudarle a programar períodos específicos de actividades en la rutina diaria.
- Enseñar al paciente y a la familia el papel de la actividad física, la social, la espiritual y la cognitiva en el mantenimiento de la funcionalidad y la salud.
- Ayudar al paciente y a la familia a adaptar el entorno para acomodarlo a las actividades deseadas.
- Facilitar la sustitución de actividades cuando el paciente tenga limitaciones de tiempo, energía o movimiento, consultando con un terapeuta ocupacional, recreativo o fisioterapeuta.

- Fomentar la participación en actividades o terapias de grupo, según corresponda.
- Ayudar en las actividades físicas habituales (p. ej., deambulación, transferencias, giros y cuidado personal), si es necesario.
- Proporcionar actividades de motricidad gruesa para los pacientes hiperactivos.
- Fomentar un estilo de vida físicamente activo para evitar una ganancia de peso innecesaria, según corresponda.
- Disponer un ambiente seguro para el movimiento continuo de músculos grandes, si está indicado.
- Proporcionar una actividad motora que alivie la tensión muscular.
- Proporcionar actividades con componentes de memoria implícita y emocional (p. ej., en las actividades religiosas especialmente seleccionadas) para los pacientes con demencia, según corresponda.
- Proporcionar juegos de grupo no competitivo, estructurado y activo.
- Fomentar la participación en actividades recreativas y de diversión que tengan por objeto disminuir la ansiedad: cantar en grupos, voleibol, tenis de mesa, paseos, natación, tareas sencillas concretas, juegos simples, tareas rutinarias, quehaceres domésticos, arreglo personal, puzles y cartas.
- Utilizar programas de actividad con animales, según corresponda.
- Proporcionar un refuerzo positivo en la participación de las actividades.
- Instruir a la familia para que ofrezca un refuerzo positivo para la participación en actividades.
- Permitir la participación de la familia en las actividades, según corresponda.
- Observar la respuesta emocional, física, social y espiritual a la actividad.
- Determinar la disposición del paciente para comprometerse a realizar un protocolo de actividades o ejercicios.
- Colaborar con fisioterapeutas, terapeutas ocupacionales y recreacionales en el desarrollo y ejecución de un programa de ejercicios, según corresponda.
- Consultar con el fisioterapeuta para determinar la posición óptima del paciente durante el ejercicio y el número de veces que debe realizar cada patrón de movimiento.
- Establecer una secuencia de actividades diarias de cuidados para potenciar los efectos de la terapia específica de ejercicios.
- Poner en marcha medidas de control del dolor antes de comenzar

el ejercicio/actividad.
- Vestir al paciente con prendas cómodas.
- Ayudar a mantener la estabilidad del tronco y/o articulación proximal durante la actividad motora.
- Ayudar al paciente a colocarse en sedestación/bipedestación para el protocolo de ejercicios, según corresponda.
- Determinar la precisión de la imagen corporal.
- Reorientar al paciente en cuanto a la conciencia de su cuerpo.
- Reorientar al paciente sobre las funciones de movimiento del cuerpo.
- Enseñar al paciente a explorar visualmente el lado afectado del cuerpo al realizar las actividades de la vida diaria o los ejercicios, si está indicado.
- Ayudar al paciente a desarrollar el protocolo de ejercicios para conseguir resistencia, fortaleza y flexibilidad.
- Ayudar al paciente a formular objetivos realistas, mensurables.
- Practicar actividades motoras que requieran atención y utilizar los dos costados del cuerpo.
- Incorporar las actividades de la vida diaria en el protocolo de ejercicios, si corresponde.
- Animar al paciente a practicar ejercicios de forma independiente, si está indicado.
- Ayudar o animar al paciente a que practique actividades de precalentamiento y relajación antes y después del protocolo de ejercicios.
- Vigilar la respuesta emocional, cardiovascular y funcional del paciente al protocolo de ejercicios.
- Observar los ejercicios realizados por el paciente para su correcta ejecución.
- Evaluar el progreso del paciente en la mejora/restablecimiento del movimiento y la función corporal.
- Proporcionar un refuerzo positivo a los esfuerzos del paciente en la actividad física y en los ejercicios.
- Colaborar con los cuidadores a domicilio respecto al protocolo de ejercicios y las actividades de la vida diaria.
- Reforzar o proporcionar instrucción sobre la posición y la realización de los movimientos para mantener o mejorar el equilibrio durante los ejercicios o actividades de la vida diaria.
- Ayudar al paciente a participar en los ejercicios de estiramientos en posición de decúbito supino, sedestación o bipedestación.

- Ayudar al paciente a moverse hasta la sedestación, estabilizar el tronco con los brazos colocados al lado de la cama/silla, y balancear el tronco apoyándose en los brazos.
- Proporcionar la oportunidad de comentar los factores que influyen en el miedo a caerse.
- Proporcionar información sobre terapias alternativas, como yoga y Tai Chi.
- Realizar una evaluación del domicilio para identificar peligros ambientales y conductuales, según corresponda.

Medio Ambiente Terapéutico

- Proporcionar un ambiente adecuado, agradable y relajado.
- Disponer de privacidad si se desea.
- Refuerzo positivo de los logros conseguidos.
- Ajustar la iluminación, la temperatura ambiente y el nivel de ruido para mejorar la capacidad de concentración del paciente en la actividad de ejercicios.
- Facilitar un ambiente seguro para la práctica de los ejercicios.

5.7 Terapia Musical.

Se entiende por musicoterapia el arte de comunicarse por medio de los sonidos, creando un espacio de relación interpersonal idóneo para el proceso de curación. Si bien es cierto que la musicoterapia contempla la audición pasiva algunas veces, hay que decir que el trabajo más importante y quizás el que menos se conoce, se realiza a partir de la participación total de la persona afectada, la cual actúa por medio de su cuerpo, de los instrumentos musicales y de su voz. La traducción correcta de la musicoterapia sería la de "terapia a través de la música". Esta está relacionada de alguna manera con la educación musical, ya que utiliza algunos de los métodos de la educación musical activa, desde la perspectiva de provocar cambios en la conducta. Los puntos de unión entre Musicoterapia y educación musical están en la metodología utilizada: activa, vivencial, participativa, y en la utilización de los mismos elementos musicales: sonido, ritmo, melodía y medios sonoros: cuerpo, objetos, instrumentos. Las diferencias se encuentran en las metas a conseguir; mientras que para la educación musical el objetivo final es la música en sí misma, su conocimiento y disfrute, en la Musicoterapia la música no es un fin sino un instrumento, un medio. Por medio de la improvisación y de la ejecución musical mostramos nuestra personalidad y podemos conocer la de los otros, sin las barreras de las convenciones sociales o del lenguaje. La musicoterapia se diferencia de otras modalidades por su confianza en la experiencia musical como agente de intervención[49].

Objetivos

- La utilización de la música para ayudar a conseguir un cambio fisiológico, conductual o emocional.
- Aumentar la comunicación y expresión de sentimientos.
- Favorecer el desarrollo emocional y la autoestima.
- Mejorar la percepción y la motricidad.
- Favorecer la comunicación y expresión de problemas, inquietudes, miedos, bloqueos…
- Aumentar las horas de sueño, así como mejorar su patrón y calidad.
- Disminuir el nivel de miedo, ansiedad y depresión.

NIC que Realizamos:

- Musicoterapia (4400)

Actividades:

- Definir el cambio de conducta y/o fisiológico específico que se desea (relajación, estimulación, concentración, disminución del dolor).
- Determinar el interés del individuo por la música.
- Identificar las preferencias musicales del individuo.
- Informar al individuo del propósito de la experiencia musical.
- Elegir selecciones de música concretas representativas de las preferencias del individuo.
- Ayudar al individuo a adoptar una posición cómoda.
- Facilitar la disponibilidad de cintas/discos compactos de música y equipo al individuo.
- Asegurarse de que las cintas/discos compactos de música y el equipo se encuentran en buen estado de funcionamiento.
- Proporcionar auriculares, si es conveniente.
- Asegurarse de que el volumen es adecuado, pero no demasiado alto.
- Evitar dejar la música puesta durante largos períodos.
- Facilitar la participación activa del individuo (tocar un instrumento o cantar), si lo desea y es factible dentro de la situación.

- Evitar la música estimulante después de algún traumatismo craneoencefálico agudo.

Medio Ambiente Terapéutico

- Limitar los estímulos extraños (p. ej., luces, sonidos, visitantes, llamadas telefónicas) durante la experiencia de escucha.
- Proporcionar medidas de comodidad favorecedoras: temperatura agradable
- Habitación adecuada y compañeros adecuados.
- Ayudar a expresar sus sentimientos
- Crear un ambiente terapéutico en que la comunicación verbal o no verbal tenga un mejor razonamiento positivo.
- Establecer retroalimentación positiva que favorezca en el paciente un sentimiento de seguridad.

5.8 Cine – Forum

Si bien el cine se reconoce como un medio de entretenimiento, también ha sido utilizado en disciplinas tales como psicología y educación; estas mayormente, han desarrollado el uso del cine como herramienta desde sus prácticas profesionales; ejemplo de esto es la re – significación de los hechos traumáticos acontecidos por víctimas de violencia intrafamiliar, la víctima se ve identificada y proyectada tanto en el personaje como en la situación, generaliza y mira sus vivencias desde una nueva perspectiva, identificando, reflexionando y replanteándose soluciones. Por otra parte en educación, posee un gran potencial para la didáctica de lenguas y culturas; también ha servido como fuente de información de datos históricos, políticos y sociológicos, o de temáticas que el profesorado quiera abordar dependiendo de los objetivos que tengan y del público a quien se proyecta. El hecho de que el cine sea fuente de diversión para la mayoría, de formar parte de las ocupaciones de la población, nos indica el aporte que se puede hacer su uso, ya que realizar una intervención en terapia ocupacional puede involucrar el uso terapéutico de la ocupación como un medio o como método para modificar el desempeño y su finalización ocurre cuando el cliente mejora su capacidad para involucrarse en actividades significativas[50].

Proponemos la proyección de un vídeo, ya sea propuesto por el equipo terapéutico o por los pacientes. Tras dicha proyección se pasará un cuestionario o se hará una puesta en común sobre la película.

Objetivos

- Mejorar la capacidad de atención, memoria, concentración y síntesis.
- Mantener la función cognitiva y de lenguaje.
- Mantener relaciones estrechas con amigos.
- Desarrollar nuevos intereses.
- Aceptar la ayuda de otros.
- Reconocer los valores y las opiniones personales, y aceptar los de los demás.
- Usar estrategias para favorecer la comunicación.

NICs que Realizamos:

- Potenciación de la socialización (5100)
- Potenciación de la conciencia de sí mismo (5390)
- Modificación de la conducta: habilidades sociales (4362)

Actividades:

- Fomentar la implicación en las relaciones ya establecidas.
- Animar al paciente a desarrollar relaciones.
- Fomentar las relaciones con personas que tengan intereses y objetivos comunes.
- Fomentar las actividades sociales y comunitarias.
- Fomentar el compartir problemas comunes con los demás.
- Fomentar la implicación en intereses totalmente nuevos.
- Fomentar el respeto de los derechos de los demás.
- Ayudar al paciente a que aumente la consciencia de sus puntos fuertes y sus limitaciones en la comunicación con los demás.
- Facilitar el entusiasmo y la planificación de actividades futuras por parte del paciente.
- Facilitar el uso de ayudas para déficits sensoriales como gafas y audífonos.
- Animar al paciente a reconocer y discutir sus pensamientos y sentimientos.
- Ayudar al paciente a darse cuenta de que cada persona es única.
- Ayudar al paciente a identificar los valores que contribuyen al autoconcepto.
- Ayudar al paciente a identificar los sentimientos habituales que tiene de sí mismo.
- Compartir observaciones o pensamientos sobre la conducta o la

respuesta del paciente.
- Facilitar la identificación por parte del paciente de sus formas de respuesta habituales a diversas situaciones.
- Manifestar verbalmente la negación de la realidad por parte del paciente, según corresponda.
- Confrontar los sentimientos ambivalentes (enojado o deprimido) del paciente.
- Ayudar al paciente a identificar los sentimientos de culpa.
- Ayudar al paciente a identificar las situaciones que precipiten su ansiedad.
- Ayudar al paciente a identificar los atributos positivos de sí mismo.
- Ayudar al paciente/familia a identificar razones para mejorar.
- Ayudar al paciente a identificar habilidades y estilos de aprendizaje.
- Ayudar al paciente a identificar la fuente de motivación.
- Facilitar la expresión de sí mismo con grupos de compañeros.
- Ayudar al paciente a reconocer afirmaciones contradictorias.
- Ayudar al paciente a identificar los problemas interpersonales derivados de déficit de habilidad social.
- Animar al paciente a manifestar verbalmente los sentimientos asociados con los problemas interpersonales.
- Ayudar al paciente a identificar los resultados deseados de las relaciones o situaciones interpersonales problemáticas.
- Ayudar al paciente a identificar pautas posibles de acción y sus consecuencias sociales/interpersonales.

Medio Ambiente Terapéutico

- Limitar los estimulantes ambientales, intentar adaptar al máximo el medio ambiente.
- Proporcionar otras medidas de bienestar favorecedoras: asientos cómodos, buena iluminación.
- Proporcionar un ambiente para que las personas pueda expresar sus opiniones
- Proporcionar retroalimentación (elogios o recompensas) al paciente sobre la realización de la habilidad social deseada.
- Evitar las actitudes protectoras o paternalistas; mantenerse imparcial, sin emitir juicios de valor sobre la persona.
- Ser oyente activo, no discutir sobre sus percepciones, explicarle nuestra realidad sin negar la suya, establecer relación con términos sencillos y claros.

- Dotarle de estrategias de seguridad personal para disminuir sus temores: seguridad en cuanto al espacio físico y las personas.
- Permitir el tiempo necesario para enviar el mensaje, no apremiar, dejar acabar las frases, no dar sensación de prisa.
- Limitar la comunicación a una persona cada vez, no dar a entender que se entiende su mensaje si no es así. Mantener contacto visual utilizando técnicas de comunicación terapéutica.
- No tomar como algo personal la frustración o las expresiones de cólera de la persona ante la dificultad de comunicación. Valorar comunicación verbal y no verbal.
- Crear un ambiente terapéutico en que la comunicación verbal o no verbal tenga un mejor razonamiento positivo.
Implicar a la familia si se puede y hasta donde se pueda.

Nota: En este punto nos hemos basado principalmente en un trabajo presentado en PowerPoint en el Hospital Universitario Infanta Leonor de Madrid, titulado Beneficio de la dinámica grupal en el tratamiento del paciente psiquiátrico, (y realizado por Zotes González Almudena; Vega Castrillo Raquel; Rubia Ruiz Gema; Mascaraque Sánchez Mª Cristina; Anula Gómez Mª José).

6 BENEFICIOS

Las pautas de comportamiento que realiza la persona en su vida cotidiana ejercen una gran influencia en la salud. Si entendemos salud como ausencia de enfermedad diremos que los hábitos de vida saludable, como son, la actividad física realizada diariamente o con frecuencia, contribuye la mejora de la salud y por tanto a la calidad de vida que se persigue hoy día como objetivo fundamental y de bienestar.

El ocio y el entretenimiento produce beneficios en cuanto que subsana la mayoría de los desequilibrios y las carencias de tipo personal o social de las personas, desequilibrios producidos por una baja autoestima un problema afectivo, de identidad o bien un problema físico provocado por una enfermedad o accidente.

La satisfacción que antes producía el trabajo, hoy día es difícil obtenerla por esta misma vía y es el entretenimiento, el ocio y el tiempo libre los que nos la proporciona favoreciendo el desarrollo del aprendizaje, el trabajo y la salud. Nadie debe ser privado de estos beneficios ni por enfermedad ni por discapacidad.

Aquellas actividades de entretenimiento son emocionales, producen emociones "Me gusta" por tanto expresa deseos y produce satisfacción al que las realiza en ello se da más importancia a la fantasía. La emoción fomenta la autorrealización y por tanto la felicidad personal. En estas actividades realizadas siempre existe un goce personal, favorece que la persona se relaje rompa su rutina diaria aportando experiencias gratificantes.

Desarrollar actitudes y destrezas mejora la calidad de vida de las personas y esto no se reduce solo a un sector de población, jóvenes y niños sino que también repercute en edades adultas y mayores.

Se trata de superar retos, cada experiencia es valiosa, positiva, placentera y conduce a la autosuperación. Vivir experiencias satisfactorias tiene efectos beneficiosos en las personas influyendo tanto en la propia persona como en su relación con el entorno.

La mayoría de las experiencias o actividades tienen relación con el movimiento y la actividad lo cual repercute en la forma física, favorece el crecimiento en la infancia y la adolescencia, la flexibilidad, la fortaleza y el equilibrio tan necesario en las edades avanzadas evitando problemas provocados por la rutina y el sedentarismo. Todo ello se considera beneficios fisiológicos que mejoran la condición física y nos ayuda a mantenernos ágiles. Otros beneficios son psicológicos y emocionales que hacen referencia a sentimientos, afectos y emociones positivas basados sobre todo en percepciones sobre uno mismo y los demás, estos beneficios psicológicos rechazan y disminuye sentimientos negativos.

Los beneficios también pueden ser a nivel cognitivo pues se adquieren nuevos conocimientos, se desarrollan destrezas y habilidades desconocidas para el sujeto como es fomentar la creatividad, desarrollar la memoria y la adquisición de destrezas y estrategias. También se producen beneficios a nivel social, ya que favorecen las relaciones interpersonales, la comunicación y las habilidades sociales. Las experiencias positivas aumentan las posibilidades de llevar a cabo relaciones personales adecuadas.

La interacción con otros permite establecer vínculos y estrechar lazos de unión entre las personas, según unos gustos similares y por propia y libre voluntad, rompiendo las rutinas y propiciando nuevas relaciones afectivas, tanto en un contexto ya conocido, como en nuevos espacios por explorar. Todo esto nos permite salir de nosotros mismos de nuestro entorno, entrar en otros contextos y nuevas situaciones adquiriendo nuevas experiencias que nos permita desarrollar nuestra personalidad, aumentar la autoestima y valoración que tenemos de nosotros mismos, dándonos la posibilidad de mejorar y proporcionándonos un mayor bienestar. Si extendemos todos estos beneficios al concepto de salud veremos que los beneficios que proporciona el entretenimiento son terapéuticos. El deporte mejora el ámbito psicológico y social al mismo tiempo, también desarrolla capacidades motoras, y contribuye a:

Mejorar funciones corporales y sensoriales y previene enfermedades y vicios adquiridos con el tiempo[51].

Hemos visto anteriormente que el paciente ingresado no siempre cuenta con las condiciones físicas, psíquicas o económicas deseadas para acceder a ciertos recursos beneficiosos para la salud que el hospital pone a nuestra disposición. También hemos hablado de la labor del voluntariado a la hora de acompañar al paciente en estas actividades. Esta labor de acompañamiento también se considera beneficiosa y con ella no solo es beneficiado el paciente, sino que también sale beneficiado el hospital, el personal sanitario, la familia y de manera altruista, el propio voluntario. La familia por su parte recibe una aportación extra de tiempo libre en donde descarga responsabilidades y mejora su nivel emocional. Los pacientes en concreto con esta ayuda que reciben pueden acceder a los recursos en igualdad de condiciones que otro paciente ingresado, mejoran su calidad de vida, reciben refuerzo emocional y apoyo.

7 CUIDADOS

El modelo de Virginia Henderson se ubica en los Modelos de las necesidades humanas, en la categoría de enfermería humanística, donde el papel de la enfermera es la realización (suplencia o ayuda) de las acciones que la persona no puede realizar en un determinado momento de su ciclo de vida, enfermedad, infancia o edad avanzada. En su libro The Nature of Nursing (La Naturaleza de la Enfermería) publicado en 1966, Virginia Henderson ofrecía una definición de la enfermería, donde otorga a la enfermera un rol complementario a la vez de suplementario, en la satisfacción de las 14 necesidades básicas de la persona. El desarrollo de este rol, a través de los cuidados básicos de enfermería, legitima y clarifica la función de la enfermera como profesional independiente en sus actividades asistenciales, docentes, investigadoras y gestoras, al tiempo que ayuda a delimitar su área de colaboración con los restantes miembros del equipo de cuidados. Situando a la persona en el centro del sistema[45].

"La función singular de la enfermería es asistir al individuo, enfermo o no, en la realización de esas actividades que contribuyen a su salud o su recuperación (o a una muerte placentera) y que él llevaría a cabo sin ayuda si tuviera la fuerza, la voluntad o el conocimiento necesarios. Y hacer esto de tal manera que le ayude a adquirir independencia lo más rápidamente posible".

La Promoción de la Salud es discutida desde la I Conferencia Internacional sobre Cuidados Primarios en Salud, en Alma-Ata (1978), en Kazajistán, y fue reforzada en la I Conferencia sobre Promoción de la Salud, en Ottawa, Canadá (1986). Se entiende la Promoción de la Salud como propuesta de empoderamiento de las personas, las familias y las comunidades, que permita su plena y efectiva participación en la discusión y elaboración de las políticas públicas, las cuales colaboran a la mejora de la calidad de vida. El concepto se amplía con la idea de producción de ambientes saludables, sea el familiar, en el trabajo, en el ocio, buscando la reducción de las vulnerabilidades y, más recientemente, valorizando las redes sociales que fortalecen el soporte social. Asimismo se relaciona la Promoción de la Salud con Calidad de Vida en lo que concierne a los aspectos que influyen en las relaciones, la convivencia y el cotidiano en que se vive[52].

La calidad de vida está asociada a factores objetivos, condiciones materiales necesarias para una supervivencia libre de miseria, y factores subjetivos, relaciones con otras personas, formación de identidades sociales, sentimiento de integración social y en armonía con la naturaleza. La calidad de vida aún está asociada a la capacidad, combinaciones de potencialidades y situaciones en que una persona es apta para ser o hacer, y a la funcionalidad, estados de una persona, lo que ella hace o es. La calidad de vida debe ser entendida por medio de las oportunidades efectivas de que las personas disponen para ser, así como de realizaciones pasadas y presentes[53].

Se definen los estilos de vida como los procesos sociales, las tradiciones, los hábitos, conductas y comportamientos de los individuos y grupos de población que conllevan a la satisfacción de las necesidades humanas para alcanzar el bienestar y la vida. El estilo de vida saludable, es la manera como la gente se comporta con respecto a la exposición a factores nocivos, que representan riesgos para la salud. Los estilos de vida son determinados por la presencia de factores de riesgo y/o de factores protectores para el bienestar, por lo cual deben ser vistos como un proceso dinámico, que no solo se compone de acciones o comportamientos individuales, sino también de acciones de naturaleza social[54].

La recreación es una actitud positiva del individuo hacia la vida, en desarrollo de actividades para el tiempo, que le permiten trascender los límites de la conciencia y el logro del equilibrio biológico y social, que le dan como resultado una buena salud y una mejor calidad de vida. Actitud positiva; es una actitud que lleva al aprendizaje, logro de metas y realización personal. Actividades para el tiempo; la recreación debe estar presente en todos los momentos de la vida. El equilibrio biológico y social; mejora la calidad de vida a través de prácticas de recreación y descanso mediante hábitos cotidianos[55].

La realización de actividades preventivas en la consulta primaria tiene por objetivo ayudar a las personas a llevar una vida más saludable. Gran parte de las actividades preventivas en el contexto de la consulta de atención primaria, se llevan a cabo mediante la emisión de consejo o asesoramiento clínico, con diferentes grados de intensidad y periodicidad. Debido a que los cambios de conducta son difíciles y requieren tiempo, motivación y esfuerzo, es necesaria la utilización de procedimientos de asesoramiento, centrados en el paciente, más intensivos, como por ejemplo la Entrevista Motivacional. Otra de las posibles actuaciones que los servicios de salud pueden realizar con vistas a promocionar y favorecer un cambio de conducta saludable es la toma de un acercamiento comunitario, mediante la generación o utilización de recursos dentro de la comunidad[56].

Vamos a describir algunas estrategias de intervención, estas están extraídas de un proyecto de investigación del gobierno vasco, en su anexo II, titulado, Estrategias útiles para la Promoción de estilos de vida saludables en la Atención Primaria, realizado por Gonzalo Grandes Odriozola, en marzo de 2008:

ESTRATEGIA DE LAS 5 AES O CONSEJO MÉDICO

La estrategia de las 5 Aes, tiene su origen en las intervenciones para ayudar a dejar de fumar desarrolladas por el National Cancer Institute y constaba originalmente de 4 pasos: «Ask» (Averiguar), Advise, (Aconsejar), Assist (Ayudar), Arrange (Asegurar el seguimiento). Posteriormente, esta estrategia ha sido propuesta por el US Preventive Services Task Force Counseling and Intervention Work Group, para el manejo clínico de las conductas relacionadas con otros hábitos, como la dieta, la actividad física o el alcohol. Actualmente consta de los siguientes cinco pasos:

1. Averiguar (Assess): Proceso de identificación de aquellos pacientes con necesidad de recibir una intervención conductual y de medición rápida de las características y factores claves, a partir de los cuales poder personalizar o individualizar los objetivos y métodos implicados en el cambio comportamental, maximizando su efectividad y el beneficio en salud.

2. Aconsejar (Advise): Proporcionar un consejo claro, específico y personalizado sobre cambio de hábitos o conducta, incluyendo información sobre los riesgos y el beneficio personal. El objetivo es poner de manifiesto la importancia de los hábitos para el cuidado de la salud, favoreciendo la motivación para el cambio de conducta del paciente.

3. Acordar (Agree): Negociar de manera cooperativa con el paciente los objetivos y procedimientos de intervención apropiados, basándose en los intereses y capacidad de cambio del individuo. Incorpora una evaluación o consideración cooperativa de las preferencias del paciente, sus necesidades y disposición al cambio. Lo cual, a su vez, determinará los componentes y la intensidad de la intervención.

4. Ayudar (Assist): Ayudar al paciente a conseguir los objetivos acordados, adquiriendo las habilidades y recursos que faciliten el cambio y aborden las barreras, mediante la utilización de técnicas de cambio conductual. Asimismo, puede complementarse con otro tipo de tratamientos, como los farmacológicos, psicoterapéuticos, etc.

5, Asegurar el seguimiento (Arrange): Realizar contactos de seguimiento para proporcionar asistencia y apoyo continuado, con el objetivo de ajustar los planes terapéuticos. Dentro de esta fase, y como método de continuidad de cuidados, se incluye la derivación a consulta especializada o recursos externos.

ENTREVISTA MOTIVACIONAL

La entrevista motivacional es una entrevista abierta, encaminada a obtener un cambio de conducta, ayudando al individuo a explorar y a resolver su propia ambivalencia. Esta estrategia incorpora entre otros, elementos teóricos del Modelo Transteorético, el modelo de las Creencias en Salud y los acercamientos centrados en el paciente de Carl Rogers.

La entrevista motivacional se estructura principalmente en tres fases:

1. Fase de posicionamiento: el objetivo es que la persona explique su percepción y preocupaciones respecto a la conducta.

2. Fase de reflexión: análisis por parte del paciente de su situación e implicación en el cambio, considerando las ventajas y desventajas de un determinado cambio.

3. Fase de negociación para el cambio: en ella se establecen los objetivos y las estrategias para lograr tanto el cambio como el mantenimiento de la nueva conducta.

Miller & Rollnick describen cinco principios generales que subyacen a la entrevista motivacional:

1. Expresar empatía. Para ello se aconseja la utilización de la escucha reflexiva y el calor emocional durante el proceso de la entrevista. Este estilo incluye el uso de preguntas abiertas, la legitimación de los sentimientos del paciente, y la validación de sus decisiones sin realizar juicios.

2. Desarrollar discrepancia, aumentando la toma de conciencia por parte del paciente de las consecuencias de la conducta actual y las metas que se propone.

3. Evitar las discusiones y la persuasión directa sobre la necesidad de cambio, pues esto puede generar resistencia en el individuo.

4. Prestar atención a las resistencias y manejarlas invitando a la persona a considerar nuevas informaciones o perspectivas, evitando la imposición.

5. Apoyar o fomentar la auto – eficacia, reforzando a la persona por los éxitos en el pasado, y fomentando la sensación de control sobre su conducta.

Entre las técnicas usadas en la entrevista motivacional, destacan las siguientes:

- Técnicas de acogida: En la fase inicial de la entrevista, y con el objetivo de crear un clima favorable mediante la empatía, la cordialidad, la escucha activa.
- Técnicas de apoyo narrativo: Facilitan la expresión de percepciones y argumentos por parte del paciente.
- Elementos fundamentales son las preguntas abiertas, la escucha reflexiva y parafraseada, la comunicación no verbal y los silencios.
- Técnicas para aumentar el nivel de conciencia para el cambio: Buscan reforzar la motivación del paciente, identificación del

balance de decisión (pros y contras), técnicas de auto-observación de la conducta (diario de salud).
- Técnicas de apoyo y consolidación: Tratan de fortalecer y acompañar el afrontamiento del cambio. Se utilizan técnicas de apoyo emocional, de reforzamiento de expresiones o conductas a favor del cambio, y técnicas de afrontamiento para prevenir recaídas en situaciones difíciles.

En resumen, la entrevista motivacional no es un conjunto de técnicas a aplicar, sino un estilo de relación que equilibra lo directivo y lo centrado en el cliente.

EL ACERCAMIENTO COMUNITARIO

La intervención comunitaria se inicia con la constitución de un grupo interdisciplinar de instituciones, organismos, asociaciones y miembros de la comunidad interesados e involucrados en la salud de dicha comunidad. Su trabajo se inicia con la valoración de las necesidades de la comunidad. Para dicha valoración se emplea información demográfica, socio – económica, dotación de servicios, estado de salud, mortalidad e información cualitativa sobre las necesidades de la comunidad. Esta fase ha de ser ágil, rápida y barata pues lo que pretende alcanzar es una aproximación al conocimiento de la comunidad que favorezca la toma de decisiones consensuadas y basadas en las necesidades reales de la población. Una vez recogida y analizada dicha información y formulados los problemas y las necesidades que de este análisis se extraigan, se procede, siempre de forma participativa y consensuada a la selección de aquellos problemas o necesidades que se consideran prioritarios. Tras esta selección, se procede a analizar a fondo dichos problemas o necesidades mediante la recogida y elaboración de la información que se considere pertinente y necesaria.

Posteriormente al análisis y conocimiento en profundidad del problema priorizado, se decidirá el modo de abordarlo partiendo siempre de los recursos disponibles en la comunidad y en base a la evidencia existente sobre la efectividad de las intervenciones relacionadas con el problema. La puesta en marcha de programas o actividades para abordar los principales problemas o necesidades de salud de la comunidad siempre habrá de contemplar los necesarios métodos de evaluación para valorar la eficacia del programa y, en consecuencia, su continuidad e interés.

8 RESUMEN

Virginia Henderson pensó en el paciente como una persona que necesita asistencia para recuperar la salud, la independencia o una muerte tranquila. Nos muestra el individuo como un ser total que no puede ser reducido a la suma de sus partes. Aunque no evidencia una definición concreta de necesidad, esta es una constante en las 14 necesidades señaladas por la autora. Cada individuo es una totalidad compleja, (un ser bio-psico-social) requiere satisfacer sus necesidades fundamentales. El concepto de entretenimiento se define como el conjunto de actividades que permite a las personas hombres y mujeres utilizar el tiempo libre de que disponen una vez terminada la jornada laboral y obligaciones, para divertirse y evadirse de sus preocupaciones de manera temporal. Pascal realizó un estudio sobre el entretenimiento, que fue publicado en 1670 en sus "Pensamientos" en el que expresaba la necesidad de que el hombre se distraiga. Por tanto debemos relacionar este concepto de entretenimiento con otros de la misma familia como Ocio, Tiempo libre. El ocio es el tiempo que las personas utilizan para descansar y relajarse o aprovechar en realizar actividades que no son laborales, ni familiares y que les produce un grado de satisfacción, divierte o entretienen. Se considera tiempo libre al período que dedica la persona a realizar actividades recreativas, que no se incluyen en la jornada laboral. Estas son actividades de carácter voluntario, que nacen de la motivación de la persona para realizarlas y que produce una satisfacción personal. Existen múltitud de factores que hacen modificable este entretenimiento:

Factores de tipo coyuntural. El papel del entretenimiento en los hospitales tiene muchas ventajas, a nivel emocional, estilo de afrontamiento ante la enfermedad, físico y social. Las actividades recreativas aparecen en ese contexto como complemento del tratamiento. con el objeto de que los enfermos puedan expresar sus sentimientos y sus eventos privados, mal estar. Hoy día la mayoría de los hospitales cuentan con espacios destinados para este fin. Estos espacios permiten establecer nuevas relaciones de confianza, durante el tiempo de ingreso hospitalario, lo que conlleva salir fuera de la habitación, relacionarse con sus iguales, salir de su aislamiento. La accesibilidad es una condición necesaria para favorecer la participación de todas las personas independientemente de sus limitaciones funcionales. Para promover la accesibilidad se debe eliminar barreras y obstáculos del entorno consiguiendo que las personas que vean disminuidas sus capacidades funcionales puedan realizar las mismas acciones que otra que no las tenga. La atención sanitaria no debe enfocarse solo en la atención de la enfermedad, sino en una atención integral de todos los aspectos del paciente que confluyan en su bienestar, estaremos hablando de una visión más humana del enfermo. Hoy día los hospitales no disponen de recursos suficientes para poder cubrir todas estas necesidades multidisciplinares imprescindibles. Es pues aquí, donde sería necesaria la aportación que el voluntariado hace a los centros hospitalarios. El voluntariado tiene como objetivo, atender necesidades que no realizan los profesionales de la salud y que son necesarias para alcanzar el estado de bienestar que el paciente necesita y que lograría la calidad asistencial que se persigue en estos centros. A partir de la Carta Europea de los Niños Hospitalizados de 1986, se reconoce el derecho del niño a recibir formación escolar el tiempo que se encuentra ingresado en un centro hospitalario. De todos es sabido, que el niño hospitalizado se encuentra repentinamente en un ambiente que no conoce fuera de su ámbito y que provoca con frecuencia temores en el por su corta edad y por qué no asimila que esta situación es transitoria. La actual pedagogía hospitalaria. atiende necesidades de todo tipo, social, psicológica, impartiendo programas para disminuir el estrés y relajar al niño, así como para facilitar la integración escolar.

Factores psicológicos. No es lo mismo proponer o realizar una actividad física o lúdica concreta si dicha propuesta va dirigida a un niño de corta edad, preescolar, a un adolescente, a un señor de mediana edad o a un anciano, ya que la movilidad varía considerablemente en estos grupos de edad. La actividad lúdica dirigida a las personas adultas o tercera edad tienen escasa presencia en las instituciones hospitalarias así como también los estudios sobre proyectos de animación. Si tenemos en cuenta el factor movilidad, tenemos que abordar el tema en función de los grados de dependencia del paciente. La escala de Barthel trata de asignar a un paciente una puntuación en función de su grado de dependencia. El desarrollo evolutivo de las personas, pasa por diferentes ciclos cada uno con unas características físicas, psicológicas y cognitivas muy diferentes, y a la vez específicas de cada uno de ellos, que nos permite realizar unas actividades u otras. Las habilidades sociales, es decir, el conjunto de hábitos, conductas, pensamientos y emociones que nos facilita la interacción con los demás y la comunicación a la vez que nos permite sentirnos bien, conseguir nuestros objetivos de forma eficaz, es otro factor a tener en cuenta. La conducta socialmente habilidosa, es aquel conjunto de conductas emitidas por un individuo en un contexto interpersonal, que expresa sentimientos, actitudes, deseos, opiniones o derechos, de ese individuo de un modo adecuado a la situación, respetando conductas de los demás y que generalmente resuelve problemas inmediatos de la situación, mientras minimiza la probabilidad de futuros problemas. El aprendizaje a nivel individual y grupal de habilidades sociales mejora a nuestras relaciones interpersonales, aumentando nuestra calidad de vida y nuestro bienestar. Una persona asertiva acepta sus limitaciones al tiempo que lucha por realizar sus objetivos y aumentar sus posibilidades. Existen múltiples factores que inciden muy negativamente a la hora de desarrollar habilidades, tanto personales como grupales. Una de ellas son las creencias irracionales, que son formas de percibir la realidad y la forma en que evaluamos los sucesos que nos acontecen, lo que pensamos de nosotros mismos y de los demás.

El papel de la enfermera es ayudar a la persona a recuperar o mantener su independencia ("hacer con"), desarrollando con ella la fuerza, voluntad o conocimientos necesarios para lograrla, o supliéndola en aquello que no pueda realizar por sí misma ("hacer por"). La fuente de dificultad o área de dependencia, es el impedimento mayor en la satisfacción de una o varias necesidades. Aspectos que limitan el desarrollo de potencial. Se define como la falta de fuerza, conocimientos o voluntad, de la persona para satisfacer sus necesidades básicas. La fuerza física alude al tono muscular, capacidad psicomotriz y psicomotora ("poder hacer"). Hay falta de fuerza física cuando la persona carece de la capacidad psicomotriz o de la fuerza y el tono muscular, necesarios para realizar aquellas actividades requeridas. La fuerza psíquica, se refiere a la capacidad sensoperceptiva, intelectual, cognitiva y afectiva ("por qué y para qué hacer"). Habrá falta de fuerza psíquica, cuando la persona ignora los beneficios de las acciones, que debe llevar a cabo, no las relaciona con su situación de salud, no es capaz de tomar una decisión o la que toma no es la adecuada. En ambos casos, para considerar que la falta de fuerza es el área de dependencia, es imprescindible que la persona posea un potencial capaz de ser desarrollado mediante la intervención enfermera. La voluntad es aquella intencionalidad en la recuperación, mantenimiento o aumento de la independencia ("querer hacer"). Existe falta de voluntad cuando la persona ha tomado una decisión y desea ponerla en práctica, pero no persiste en las conductas con suficiente intensidad o durante el tiempo necesario. Los conocimientos reseñan el grado de percepción de la situación de salud y de recursos internos y externos disponibles ("saber qué hacer y cómo hacerlo"). Existe falta de conocimientos cuando la persona, teniendo la capacidad para percibir, procesar y recordar la información, carece de los conocimientos necesarios para manejar sus cuidados de salud o ignora cómo utilizarlos.

La enfermería necesita utilizar un método de trabajo ordenado y sistemático, en la resolución de los problemas de salud que son de su competencia. La piedra angular de este proceso es la valoración, la selección ordenada de información útil, permite identificar de manera correcta de los problemas de la persona y sus causas, para poder realizar una planificación acertada en el abordaje de su resolución y elección de las intervenciones enfermeras mucho más efectivas. Aunque la valoración es personalizada, es necesario, aplicar ítems concretos (criterios de valoración) validados que permitan la comparación de los datos registrados y su utilización en tareas de investigación. Debido a esto, la valoración debe ser continua y realizarse en todas y cada una de las fases del proceso enfermero, valorando, diagnosticando, planificando, interviniendo y evaluando, dependiendo de cada una de las situaciones en las que se encuentre el paciente. El objetivo principal de la valoración enfermera es conocer en un momento determinado la situación de salud real y sentida por la persona y su respuesta ante la situación. Según Henderson, necesidad básica: es "todo aquello que es esencial al ser humano para mantener su vida o asegurar su bienestar", siendo entendida como un requisito y no como una carencia. Todos los seres humanos tenemos las mismas necesidades comunes de satisfacer, independiente de la situación en que se encuentre cada uno de ellos, puede variar el modo de satisfacerlas por cuestiones culturales, modos de vida, motivaciones. Normalmente, estas necesidades están satisfechas por la persona cuando ésta tiene el conocimiento, la fuerza y la voluntad para cubrirlas (persona independiente). La determinación concreta de los criterios de la valoración enfermera, es una tarea difícil y comprometida. Se ha considerado necesario el disponer de una clasificación en la que poder encasillar los criterios de valoración determinados. Cuando algo de esto falta o falla, conocimiento, fuerza o voluntad, surgen los problemas de salud (persona dependiente).

Las pautas de comportamiento que realiza la persona en su vida cotidiana, ejercen una gran influencia en la salud. Si entendemos salud como ausencia de enfermedad, diremos que los hábitos de vida saludable, como son, la actividad física realizada diariamente o con frecuencia, contribuye la mejora de la salud y por tanto a la calidad de vida que se persigue hoy día como objetivo fundamental y de bienestar. El ocio y el entretenimiento produce beneficios en cuanto que subsana la mayoría de los desequilibrios y las carencias de tipo personal o social de las personas, desequilibrios producidos por una baja autoestima, un problema afectivo, de identidad o bien un problema físico provocado por una enfermedad o accidente.

El modelo de Virginia Henderson se ubica en los Modelos de las necesidades humanas, en la categoría de enfermería humanística, donde el papel de la enfermera es la realización (suplencia o ayuda) de las acciones que la persona no puede realizar en un determinado momento de su ciclo de vital, enfermedad, infancia o edad avanzada. En su libro The Nature of Nursing (La Naturaleza de la Enfermería) publicado en 1966, Virginia Henderson ofrecía una definición de la enfermería, donde otorga a la enfermera un rol complementario, a la vez de suplementario, en la satisfacción de las 14 necesidades básicas de la persona. El desarrollo de este rol, a través de los cuidados básicos de enfermería, legitima y clarifica la función de la enfermera como profesional independiente en sus actividades asistenciales, docentes, investigadoras y gestoras, al tiempo que ayuda a delimitar su área de colaboración con los restantes miembros del equipo de cuidados. Situando a la persona en el centro del sistema.

9 BIBLIOGRAFÍA

1. Kozier B. Teorías de enfermería y marcos conceptuales. In Martín-Romo M, editor. Fundamentos de Enfermería. Conceptos, proceso y prácticas. Madrid, España: Pearson Education; 2008. p. 39 - 51.
2. Jimenez-Castro A. Algunas reflexiones sobre la filosofía de Virginia Henderson. Rev Enferm. 2004 vol. 12 (2) p. 61 - 63.
3. García M. Conceptos básicos del modelo de Virginia Henderson. In Tapia Felipe Y, editor. El proceso de enfermería y el modelo de Virginia Henderson. México: Ed. Progreso; 2004. p. 10 - 12.
4. Dominguez R. Escuela Universitaria de Enfermería Meixoeiro. [Online].; 2011 [cited 2017 Enero 9. Available from: https://rocii0euem.wordpress.com/tag/necesidades-humanas-segun-henderson/.
5. Lozano. Manual CTO de enfermería. Enfermería fundamental. In.: Grupo CTO; 2012. p. 20 - 21.
6. Henderson. CIE Principios básicos de los cuidados de enfermería Washington: Organización Panamericana de la Salud, oficina regional de la OMS; 1961.
7. Francisco. De la práctica de la enfermería a la teoría enfermera. Concepciones presentes en el ejercicio profesional [Tesis doctoral]. In. Alcalá de Henares, Madrid: Universidad de Alcalá, Departamento de psicopedagogía y educación física; 2008.
8. Shank. Documentos estudios del ocio, n° 14. Ocio y salud mental: el papel de la recreación en la rehabilitación psiquiátrica. In Gorbeña S, editor. Ocio y salud mental. Universidad de Deusto, Bilbao; 2000. p. 14 - 15.
9. Bellido V. Proceso enfermero desde el modelo de cuidados de Virginia Henderson y los lenguajes NNN. Primera edición ed. Jaén: Ilustre Colegio Oficial de Enfermería de Jaén; 2010.

10. Salud OMdl. Estrategia mundial sobre régimen alimentario, actividad física y salud OMS. [Online].; 2017 [cited 2017 3 15. Available from: http://www.who.int/dietphysicalactivity/pa/es/.
11. Pérez Vallejo M. Revista Digital Innovación y Experiencias Educativas. [Online].; 2010 [cited 2017 3 10. Available from: http://www.csi-csif.es/andalucia/modules/mod_ense/revista/pdf/Numero_33/MARIA_PEREZ_2.pdf.
12. Westphal M. O Movimento Cidades/Municípios Saudáveis: um compromisso com a qualidade de vida. Ciência e Saúde Coletiva. 2000; Vol. 5 (1) p 39 - 51.
13. Reyes SE. Factores que intervienen a llevar estilos de vida saludables en el personal de enfermería en los servicios de medicina y cirugía de hombres y mujeres en el hospital San Benito, Peten [Tesis] Guatemala ENdEd, editor. Guatemala: Facultad de Ciencias Médica USAC; 2008.
14. Ortega JM. Prácticas de estilo de vida saludable en el profesional de enfermería del servicio de emergencia del hospital Carlos Lanfranco La Hoz de Puente Piedra. Trabajo de Investigación. Lima. Perú: Universidad Nacional Mayorde San Marcos, Facultad de Medicina Humana; 2013.
15. Bezerra F, Taziana S. Promoción de la salud: calidad de vida en las prácticas de enfermería. Enferm. glob. 2013 oct.; Vol.32 (12).
16. Cancino P. El cine y su uso como herramienta de tratamiento en terapia ocupacional. Revs. Ch. Terp. Ocup. 2013 Agosto; Vol.13 (1) p 51 - 57.
17. Giraldo A. La Promoción de la Salud como Estrategia para el Fomento de Estilos de Vida Saludable. Hacia la Promoción de la Salud. 2010 enero - junio; Vol. 15 (1) p 128 - 143.
18. Goytia Prat A. Ocio y calidad de vida. AGATHOS. 2008 Año 8 (2) p. 4 - 13.
19. Trilla J. Tiempo libre y educación infantil. In J T. Enciclopedia básica de educación infantil. Madrid: Planeta; 1989.
20. Cuenca Cabeza M. Documentos estudios del ocio n°16. Ocio humanista. Dimensiones y manifestaciones actuales del ocio Gorbeña S, editor. Deusto: Universidad de Deusto; 2000.
21. De Castro Moura. Actividades lúdicas realizadas con pacientes portadores de neoplasia hospitalizados en hospital general. Rev. RENE. 2012 13 (3) P. 667 - 676.
22. Stefani G. Transformaciones lúdicas. Un estudio preliminar sobre tipo de juegos y espacios lúdicos. Interdisciplinaria. 2014 31 (1) p. 39 - 55.
23. Carrillo Pérez M. Sintomatología depresiva en cuidadores primarios de niños internos en el área de cirugía en un hospital de alta especialidad. Horizon. Sanit. 2014 Vol. 13 (3) p. 251 - 254.

24. Hernández Pérez E. La hospitalización: un paréntesis en la vida del niño. Atención educativa en población infantil hospitalizada. Perspectiva Educacional, Formación de Profesores. 2013 52 (1) p. 6 - 7.
25. Enfermería Comunitaria. Universidad Nacional Autónoma de México. Facultad de estudios superiores Iztacala. Coordinación de educación a distancia. [Online].; 2013 [cited 2017 Febrero 20. Available from: http://mira.ired.unam.mx/enfermeria/wp-content/uploads/2013/05/necesidad-de-actividades.pdf.
26. Bermejo J. Hacia una salud holística. Chil endocrinol diabetes. 2009; Vol. 2 (2) p. 115 - 116.
27. Servicio aragonés de salud. Gobierno de Aragón. [Online].; 2016 [cited 2017 2 25. Available from: http://www.aragon.es/estaticos/GobiernoAragon/Organismos/ServicioAragonesSalud/Areas/03_Informacion_al_profesional/02_Calidad/MetodologiaEducacionindygrupal.pdf.
28. Oviedo G. Niveles de actividad física en población adolescente. Retos: nuevas tendencias en educación física, deporte y recreación. 2013; 23 p. 43 - 47.
29. Ullán A. Hospitales amigables para adolescentes: preferencias de los pacientes. Enferm Clin. 2010; 20 p. 341 -348.
30. La Ludoteca Hospitalaria, "Carita feliz", como instrumento de motivación de los pacientes infantiles del "Hospital Rafael Rodríguez Zambrano" de la ciudad de Manta. Dom. Cien. 2016 vol. 2 (epe. jun) p. 286 - 306.
31. Cid-Ruzafa R. Valoración de la discapacidad física: el índice de Barthel. Rev. Esp. Saud Pública. 1997; Vol. 71 (2) p. 127 - 137.
32. Molero M. Conocimientos, investigación y prácticas en el campo de la salud. Vol I. 1st ed. ASUNIVEP , editor.: ASUNIVEP; 2016.
33. Starfield B. Wikipedia. [Online].; 2013 [cited 2017 Febrero 25. Available from: https://es.wikipedia.org/wiki/Accesibilidad.
34. Panella N. Pautas para bibliotecas al servicio de pacientes de hospital, ancianos y discapacitados en centros de atención de larga duración. Guía. IFLA Professional Reports, Nr. 69 ; 2000.
35. García Pérez S. Bibliotecas para pacientes en los hospitales españoles. Boletín de la Asociación Andaluza de Bibliotecarios. 2002 Octubre - Diciembre; Vol. 17 (69) p. 25 - 36.
36. Moix J. El papel del psicólogo de la salud en el voluntariado hospitalario. Med. Psicosomática y Psqui. de Enlace. 2003; 65 p. 73 - 77.
37. Gil Calzada L. Evaluación de la calidad de un servicio de voluntariado en oncología: un análisis IPA. Psicoonco.. 2016; Vol 13 (1) p. 71 - 83.
38. Lizasoain Rumeu O. Educando al nió enfermo, perspectiva de la pedagogía hospitalaria Pamplona: Eunate Ediciones; 2000.

39. Fernández M. El aula hospitalaria de Son Dureta: orígenes y desarrollo. Educació i Cultrura. 2002; 15 p.119 - 130.
40. Medrano Samaniego C. Los programas y carácterísticas de los personajes preferidos de la televisión. Diferencias evolutivas por sexo. Cultur. Edu. 2010 Marzo; 22 (1) p. 3 - 20.
41. Rodríguez Legído C. Usos y hábitos de lectura en torno a la Universidad Andaluza. Periférica. 2009; 10 p. 125 - 136.
42. Moreno Murcia J. Actitudes hacia la práctica físico-deportiva según el sexo del practicante. RICYDE. 2006 Abril; Vol. 2 (3) p. 20 - 43.
43. Equipo Docente en ABP. Universidad de Murcia, Facultad de Psicología. [Online].; 2014 [cited 2017 Enero 31. Available from: http://ocw.um.es/cc.-sociales/la-metodologia-de-aprendizaje-basado-en-problemas/material-de-clase-1/tema-11.pdf.
44. Roca E. Cómo mejorar tus habilidades sociales. 4th ed. Valencia: ACDE; 2014.
45. Alfageme González M. Aprendiendo habilidades con videojuegos. Rev. Cien. Comun.y Edu. 2002; 19 p. 114 - 119.
46. Fundación INDEX. GOMERES Salud, historia, cultura y pensamiento. [Online].; 2014 [cited 2017 3 15. Available from: http://index-f.com/gomeres/?p=626.
47. Barroso Romero Z. Fuentes teóricas de la enfermería profesional. Su influencia en la atención al hombre como ser biosicosocial. Rev. Cubana de Administración de Salud. 2001 Enero - junio; Vol 27 (1) p. 11 - 18.
48. Aguirre Raya D. Fundamentos de la relación enfermera - persona sana o enferma. Rev. Cubana Salud Pública. 2004 30 (4).
49. Molina Linde J. El dolor y su impacto en la calidad de vida y estado anímico de pacientes hospitalizados. Universitas Psychologica. 2013 Enero - Marzo; Vol. 12 (1) p. 55 - 62.
50. Vargas Madriz L. Terapia de aceptación y compromiso: descripción general de una aproximación con énfasis en los valores personales. Rev. Ciencias Sociales. 2012; 138 (IV) p. 101 - 110.
51. Olea Ferreras J. Ilustre Colegio de Enfermería de Madrid. [Online].; 2012 [cited 2017 Marzo 10. Available from: http://www.codem.es/Adjuntos/CODEM/Documentos/Informaciones/Publico/9e8140e2-cec7-4df7-8af9-8843320f05ea/3146F45A-49A3-4276-9AF8-1672D5724B0C/f471c1d3-e005-4b24-912f-0e6d01a0e17e/El_grupo_en_uhb_trabajo_multidisciplinar.pdf.
52. Suárez Sandomingo J. La pedagogía del ocio: nuevos desafíos Otero López J, editor. Lugo: Axac; 2009.
53. García A. SerDoulas, acompañamiento e información maternal y familiar. [Online].; 2014 [cited 2017 Marzo 12. Available from: http://escritosserdoulas.blogspot.com.es/2014/10/carta-de-derechos-de-

los-ninos.html.

54. Alvarado-Pacheco P. Proceso de atención de enfermería, a una adolescente con dependencia en la necesidad de oxigenación por ventrículo único. Emfem. Univer. 2013 10 (3) p. 105 - 111.

55. Rivera G. SlideShare. [Online].; 2013 [cited 2017 Marzo 15. Available from: https://es.slideshare.net/chelyr/valoracin-virginia-henderson-enfermeria-hpgdr.

56. Zambada J. SlideShare. [Online].; 2013 [cited 2017 Marzo 22. Available from: https://es.slideshare.net/JanethAndreaZambada/guia-de-valoracion-14-necesidades.

10 ANEXOS

EDITOR: *Diego Molina Ruiz*

ANEXO 1. FIGURA 1

Figura 1. Carta Europea de los Niños Hospitalizados. Extracto de la Resolución A2-25/86 de 13 de mayo de 1986 del Parlamento Europeo.

A.- Derecho del niño a estar acompañado de sus padres o de la persona que los sustituya, el máximo tiempo posible, durante su permanencia en el hospital, no como espectadores pasivos sino como elementos activos de la vida hospitalaria, sin que eso comporte costes adicionales; el ejercicio de este derecho no debe perjudicar en modo alguno ni obstaculizar la aplicación de los tratamientos a los que hay que someter al menor.

B.- Derecho del niño a recibir una información adaptada a su edad, su desarrollo mental, su estado afectivo y psicológico, con respecto al conjunto del tratamiento médico al que se le somete y a las perspectivas positivas que dicho tratamiento ofrece.

C.- Derecho de sus padres o de las personas que los sustituya a recibir todas las informaciones relativas a la enfermedad y al bienestar del niño, siempre y cuando el derecho fundamental de éste al respecto de su intimidad no se vea afectado por ello.

D.- Derecho de los padres o de la persona que los sustituya a expresar su conformidad con los tratamientos que se aplican al niño.

E.- Derecho del niño a una recepción y seguimiento individuales, destinándose, en la medida de lo posible, a los mismos enfermeros y auxiliares para dicha recepción y los cuidados necesarios.

F.- Derecho de los padres o de la persona que los sustituya a una recepción adecuada y a un seguimiento psicosocial a cargo de personal con formación especializada.

G.- Derecho a no ser sometido a experiencias farmacológicas o terapéuticas. Sólo los padres o la persona que los sustituya, debidamente advertidos de los riesgos y de las ventajas de estos tratamientos, tendrán la posibilidad de conceder su autorización, así como de retirarla.

H.- Derecho del niño a no recibir tratamientos médicos inútiles y a no soportar sufrimientos físicos y morales que puedan evitarse.

I.- Derecho a ser tratado con tacto, educación y comprensión y a que se respete su intimidad.

J.- Derecho (y medios) del niño de contactar con sus padres o con la persona que los sustituya, en momentos de tensión.

K.- Derecho a la seguridad de recibir los cuidados que necesita, incluso en el caso de que fuese necesaria la intervención de la justicia si los padres o la persona que los sustituya se los niega por razones religiosas, de retraso cultural, de prejuicios o no están en condiciones de dar los pasos oportunos para hacer frente a la urgencia.

L.- Derecho del niño a ser hospitalizado junto a otros niños, evitando todo lo posible su hospitalización entre adultos.

M.- Derecho de los niños a proseguir su formación escolar durante su permanencia en el hospital, y a beneficiarse de las enseñanzas de los maestros y del material didáctico que las autoridades escolares pongan a su disposición, en particular en el caso de una hospitalización prolongada, con la condición de que dicha actividad no cause perjuicios a su bienestar y/o que no obstaculice los tratamientos médicos que se siguen.

N.- Derecho de los niños a disponer de locales amueblados y equipados, de modo que respondan a sus necesidades en materia de cuidados y de educación, así como de juegos, libros y medios audiovisuales adecuados y adaptados a su edad, así como a las normas oficiales de seguridad.

Fuente: García A. SerDoulas, acompañamiento e información maternal y familiar. [Online].; 2014 [cited 2017 Marzo 12. Available from:

EDITOR: *Diego Molina Ruiz*

http://escritosserdoulas.blogspot.com.es/2014/10/carta-de-derechos-de-los-ninos.html.

ANEXO 2. TABLA 2

Libro 13 NECESIDAD DE ENTRETENIMIENTO

Tabla 2. Gráfico del continum independencia – dependencia.

I N D E P E N D E N C I A	1	2	3	4	5	6	D E P E N D E N C I A
	El cliente responde por sí mismo a sus necesidades de forma aceptable que le permite asegurar homeostasis física y psicológica	Utiliza sin ayuda y de forma adecuada un aparato o un dispositivo de sostén	Debe recurrir a otra persona para que le enseñe lo que debe de hacer, y controlar si lo hace bien, debe ser asistido aunque ligeramente	Necesita asistencia para utilizar un aparato, un dispositivo de sostén o una prótesis	Debe contar con otro para hacer lo necesario para cubrir sus necesidades pero puede colaborar de algún modo	Debe confiarse enteramente a otro, para poder satisfacer sus necesidades	

Fuente: Alvarado-Pacheco P. Proceso de atención de enfermería, a una adolescente con dependencia en la necesidad de oxigenación por ventrículo único. Emfem. Univer. 2013 10 (3) p. 105 - 111.

EDITOR: *Diego Molina Ruiz*

ANEXO 3. FIGURA 3.

Libro 13 NECESIDAD DE ENTRETENIMIENTO

Figura 3. Valoración de enfermería tomada del hospital Reina Sofía.

VALORACION DE ENFERMERIA POR NECESIDADES DE VIRGINIA HENDERSON
(TOMADO DEL HOSPITAL REINA SOFIA- ESPAÑA)

PACIENTE:	ENFERMERA:	Nº historia clínica
Apellidos	Apellidos	
Nombre	Nombre	
Edad	Nº de seguridad social:	Servicio:	Fecha:

UBICACIÓN: H. Provincial ☐   Hospitalización ☐   Consulta externa ☐

Planta_____ Cama_____

VALORACION INICIAL DE ENFERMERIA

Motivo De Ingreso

Diagnóstico Médico:

Procedencia: Urgencias ☐ Programado ☐ Transferencia ☐ Otros: _____

NECESIDAD DE OXIGENACION

SISTEMA RESPIRATORIO	SISTEMA CIRCULATORIO
☐ Sin alteracion observada	☐ Sin alteraciones observada
☐ Disnea de esfuerzo	☐ Palpitaciones
☐ Disnea de reposo	☐ Entumecimientos
☐ Tos seca	☐ Extremidads frias
☐ Tos productiva	☐ Edemas
	☐ Dolor precordial
	☐ Marca pasos

Fuente: Rivera G. SlideShare. [Online].; 2013 [cited 2017 Marzo 15. Available from: https://es.slideshare.net/chelyr/valoracin-virginia-henderson-enfermeria-hpgdr.

EDITOR: *Diego Molina Ruiz*

ANEXO 4. FIGURA 4.

Libro 13 NECESIDAD DE ENTRETENIMIENTO

Figura 4. Guía de valoración basada en el modelo de Virginia Henderson
GUÍA DE VALORACIÓN BASADA EN LAS 14 NECESIDADES DEL MODELO DE VIRGINIA HENDERSON

DATOS GENERAQLES

Nombre   Edad
Religión   Estado civil   Género
Domicilio
Ocupación   Tel: Lugar de procedencia
Hospitalizaciones previas   Servicio
Diagnóstico(s) Médico(s)
Antecedentes de alergias
Fecha de la valoración   Nombre de la enfermera

1. RESPIRACIÓN NORMALMENTE

Para mantener esta necesidad considera usted que cuenta con lo siguiente:
Fuerza Voluntad   Conocimientos   Sin alteraciones
Qué le hace falta:
Tabaquismo   Asma   Frecuencia respiratoria por minuto
Patrón respiratorio Taquipnea   Bradicardia   Intensidad:
Ausencia o disminución de tos: Tos productiva: Tos seca: Aleteo nasal:
Disnea al esfuerzo: Disnea en reposo: SaO2:   %   Cianosis peribucal:
Incapacidad para expulsar secreciones: Ortopnea: Hiperemia: Tiros intercostales
Tratamiento:

2. COMER Y BEBER ADECUADAMENTE

Para mantener la necesidad de alimentación considera usted que cuenta con lo siguiente:
Fuerza   Voluntad   Conocimientos   Sin alteraciones
Qué le hace falta:
Número de comidas al día: Horario: Siempre a la misma hora: Discontinuamente
Frecuencia y tipo de alimentos que consume:
                Leche   Huevo   Carne blanca   Carne roja   Verduras   Cereales   Leguminosas
Diario:
Cada 3er Día:
Semanalmente:
Alimentos que desagrada:
Patrón de pérdida/aumento de peso:
Consumo de suplementos/complementos diarios:
Normalmente dónde consume sus alimentos: En la calle regularmente: En casa regularmente:
Nauseas: Vómitos: Pirosis: Problemas al deglutir: Problemas al masticar:
Glucosa en capilar: mg/dL   Diabetes Mellitus: Tipo:
Diabetes Mellitus en familiares: Tipos: Quiénes:
Dolor abdominal: Tipo cólico: Ardor   Punzante   Irradiante a:
Gingivorragia: Estomatitis   Polifagia: Palidez   Ictiricia: Petequía
Caída de cabello: Pérdida de peso: Aumento de peso: Anoxia: Anorexia:
Lengua: Ulceras: Inflamación: Labios: Fisuras: Ulceras: Inflamación:
Ausencia de dientes: Cuales   Uso prótesis dental
Higiene bucal: Muy buena   Buena   Regular   Mala   Peso   Kg

Talla   cm.   IMC   Kg/m2   Delgadez   Sobrepeso   Clase de obesidad
Tratamientos:

Clasificación	IMC	Riesgo
Delgadez	Menos de 18.5	Problemas clínicos
Normal	18.5 – 24.99	Sin riesgo
Sobrepeso	25 – 29.99	Considerable
Obesidad clase I	30 – 34.99	Moderado
Obesidad clase II	35 – 39.99	Severo
Obesidad clase III	40 o más	Muy severo

Fuente: Zambada J. SlideShare. [Online].; 2013 [cited 2017 Marzo 22. Available from: https://es.slideshare.net/JanethAndreaZambada/guia-de-valoracion-14-necesidades.

SOBRE EL EDITOR

DIEGO MOLINA RUIZ, Puertollano (Ciudad Real), 15 de Febrero de 1959.

Formación académica

Licenciado en Enfermería. Universidad Hogeschool Zeeland (Holanda) 2002. Especialista en Enfermería Médico-Quirúrgica. Master en Ciencias de la Enfermería. Universidad de Huelva. Diploma de Estudios Avanzados en Medicina Preventiva y Salud Pública, Universidad de Huelva.

Lugar de trabajo

Enfermero Comunitario UGC Gibraleón del Distrito Sanitario Huelva Costa Condado Campiña.

Profesor asociado Departamento de Enfermería, Universidad de Huelva.

Experiencia previa

Autor y Editor de editorial especializada CC SS. Enfo Ediciones, FUDEN, Madrid.

Como docente ha impartido los Módulos 6 sobre Técnicas de Resonancia Magnética y 7 sobre Técnicas de asistencia en Exploraciones Ecográficas del Curso de Formación Profesional Ocupacional "Técnico en Radiodiagnóstico" con Expediente 98/2005/J/221 y Nº 21 – 15, de la Consejería de Empleo de la Junta de Andalucía, con un total de 250 horas docentes.

Desde 2006 desarrolla labor docente como profesor asociado en la Universidad de Huelva.

EDITOR: *Diego Molina Ruiz*

Experiencia investigadora

- **Líneas de investigación:** Salud Laboral, Atención Primaria, Preanalítica, Salud Mental.
- **Participación en proyectos de investigación**
  - Investigador colaborador en el proyecto FIS 12/ 1099.
  - En la actualidad participa en un proyecto de investigación en salud FIS.
- **Participación en proyectos editoriales**

    Más de 40 artículos publicados en revistas de enfermería y biomédicas, nacionales e internacionales. Más de 70 capítulos de libros y más de 65 libros como autor y editor.

Otros méritos

Miembro del Comité de Ética Asistencial de Huelva.

SOBRE LAS AUTORAS

CRISTINA ABAD RAMOS, Huelva, 25 de Julio de 1970

Formación académica
Graduada en Enfermería. Universidad de Huelva (España). Trabajo Fin de Grado, estudio exploratorio sobre "Conocimientos y actitudes del personal de enfermería respecto a los protocolos relacionados con la enfermedad producida por el virus del Ébola". Máster en Metodología de la Investigación en Ciencias de la Salud, Universidad de Huelva, Trabajo Fin de Máster, estudio cualitativo, "Calidad de vida de los adolescentes residentes en zonas urbanas marginales".

Lugar de trabajo
Celadora en Quirófano de Cirugía Mayor Ambulatoria del Hospital Vázquez Díaz de Huelva.

Participación en proyectos editoriales
Colaboradora en el proyecto editorial *Notas sobre las 14 Necesidades de Virginia Henderson*.

ANA MARÍA FLORES GARCÍA, La Palma del Condado (Huelva), 7 de septiembre 1966.

Formación académica

Diplomada en Trabajo social, Facultad de Ciencias Políticas y Sociología (UNED), Huelva. Año 2011-2014.

Técnico de Auxiliar de Enfermería, I.E.S Fuentepiña, Huelva. Año 1987

Formación complementaria

Título de Formador de Formadores y Desarrollo de Competencias Docentes por el instituto Andaluz de Formación y Mercado. Año 2012.

Curso de formación sobre Desarrollo de Competencias Profesionales, Aprendizaje y Mejora Continua, Hospital Juan Ramón Jiménez (Huelva). Año 2011.

Curso Manejo de Situaciones Conflictivas, Hospital Juan Ramón Jiménez (Huelva). Año 2010.

Curso de Entrenamiento en Habilidades Sociales y Comunicativas, Hospital Juan Ramón Jiménez (Huelva). Año 2009.

Curso de Trabajo en Equipo para el Personal de Enfermería, Hospital Juan Ramón Jiménez (Huelva). Año 2009.

Experiencia Prácticas

Las prácticas Curriculares Universitarias de Trabajo Social fueron realizadas en el área de Servicios Sociales dependientes de la Diputación de Huelva, realizando servicios de Atención e

Información sobre recursos. Servicio de Asesoramiento y Atención integral a las Familias junto a un Equipo de Profesionales.

Experiencia profesional

Técnico Auxiliar de Enfermería, Hospital Juan Ramón Jiménez (Huelva)
Año 2005- actualmente.

Técnico Auxiliar de Enfermería, Hospital Comarcal de Llerena (Badajoz).
Año 2000-2005.

Técnico Auxiliar de Enfermería, Hospital Son Dureta (Palma de Mallorca)
Año 1990-2000.

Participación en proyectos editoriales

Colaboradora en el proyecto editorial *Notas sobre las 14 Necesidades de Virginia Henderson*.

EDITOR: *Diego Molina Ruiz*

TÍTULOS DE LA COLECCIÓN
Notas sobre las 14 Necesidades de Virginia Henderson *(14 Libros)*

Libro 1: **RESPIRACIÓN.** *Necesidad de Respiración. Vol. 1*
Libro 2: **ALIMENTACIÓN.** *Necesidad de Alimentación. Vol. 2*
Libro 3: **ELIMINACIÓN.** *Necesidad de Eliminación. Vol. 3*
Libro 4: **MOVIMIENTO.** *Necesidad de Movimiento. Vol. 4*
Libro 5: **SUEÑO Y DESCANSO.** *Necesidad de Sueño y Descanso. Vol. 5*
Libro 6: **ARREGLO PERSONAL.** *Necesidad de Arreglo Personal. Vol. 6*
Libro 7: **TEMPERATURA.** *Necesidad de Temperatura. Vol. 7*
Libro 8: **HIGIENE.** *Necesidad de Higiene. Vol. 8*
Libro 9: **SEGURIDAD.** *Necesidad de Seguridad. Vol. 9*
Libro 10: **COMUNICACIÓN.** *Necesidad de Comunicación. Vol. 10*
Libro 11: **CREENCIAS.** *Necesidad de Creencias. Vol. 11*
Libro 12: **CRECIMIENTO PERSONAL.** *Necesidad de Crecimiento Personal. Vol. 12*
Libro 13: **ENTRETENIMIENTO.** *Necesidad de Entretenimiento. Vol. 13*
Libro 14: **APRENDIZAJE.** *Necesidad de Aprendizaje. Vol. 14*

EDITOR: *Diego Molina Ruiz*

Libro 13 NECESIDAD DE ENTRETENIMIENTO

Diego Molina Ruiz es ante todo un estudioso de los temas Socio-Sanitarios de actualidad. Autor y editor de diversos libros científico-técnicos relacionados con la salud y el medio ambiente.

En la actualidad trabaja para el Servicio Andaluz de Salud y como profesor de la Universidad de Huelva, donde participa como investigador de proyectos del Fondo de Investigaciones Sanitarias (FIS).

Nota del Editor:

Para poder atender cualquier consulta relacionada con el presente libro o bien con la colección a la que pertenece, quedo en todo momento a disposición de todos los lectores en la siguiente dirección de correo electrónico:

molina.moreno.editores@gmail.com

Edición impresa en papel y ebook disponible en:

www.amazon.com y www.amazon.es

EDITOR: *Diego Molina Ruiz*

Copyright © 2017 Diego Molina Ruiz (Editor)

Edita: sapientiaEd diegomolinaruiz@gmail.com

Coordinadora Editorial: Alba Flores Reyes

Diseño de portada: Diego Molina Ruiz

Imagen de portada: María López Zapata

Título del Libro: Necesidad de Entretenimiento

Libro número 13

Serie: Notas sobre las 14 Necesidades de Virginia Henderson

Primera edición: 17/11/2017

Nº de páginas: 127

Autora: Cristina Abad Ramos

Autora: Ana María Flores García

All rights reserved / Todos los derechos reservados

ISBN-10: 1979888957
ISBN-13: 978-1979888950

Edición impresa en papel y ebook disponible en:
www.amazon.com y www.amazon.es

Todos los derechos reservados. Este libro o cualquiera de sus partes no podrán ser reproducidos ni archivados en sistemas recuperables, ni transmitidos en ninguna forma o por ningún medio, ya sean mecánicos o electrónicos, fotocopiadoras, grabaciones o cualquier otro sin el permiso previo de los titulares del Copyright. Las imágenes han sido cedidas por los autores y se prohíbe la reproducción total o parcial de las mismas.

Libro 13 NECESIDAD DE ENTRETENIMIENTO

www.ingramcontent.com/pod-product-compliance
Lightning Source LLC
Chambersburg PA
CBHW070257230526
45470CB00002B/615